陈益定支招

乳腺健康人生

陈益定　姚彤华 \ 编著

浙江大学出版社

图书在版编目（CIP）数据

陈益定支招乳腺健康人生 / 陈益定,姚彤华编著.
— 杭州：浙江大学出版社，2018.5
ISBN 978-7-308-18181-5

Ⅰ.①陈… Ⅱ.①陈… ②姚… Ⅲ.①乳房疾病－防
治 Ⅳ.①R655.8

中国版本图书馆CIP数据核字（2018）第073939号

陈益定支招乳腺健康人生

陈益定　姚彤华　编著

策划编辑	金更达
责任编辑	冯其华　董晓燕
责任校对	殷晓彤　陈静毅
封面设计	黄晓意
插　　画	田震坤
出版发行	浙江大学出版社
	（杭州市天目山路148号　邮政编码310007）
	（网址：http://www.zjupress.com）
排　　版	杭州兴邦电子印务有限公司
印　　刷	杭州丰源印刷有限公司
开　　本	880mm×1230mm　1/32
印　　张	5.375
字　　数	106千
版 印 次	2018年5月第1版　2018年5月第1次印刷
书　　号	ISBN 978-7-308-18181-5
定　　价	58.00元

序

近年来，乳腺癌的发病率在我国呈逐年上升的趋势，乳腺癌已经成为威胁广大女性身心健康及生命安全的排名第一位的恶性肿瘤。实际上，乳腺癌是一种可以治愈的疾病，早期乳腺癌治愈率可达90%以上。但是目前在国内，广大女性朋友对乳腺疾病的认识存在很多误区，有些人对乳腺良性疾病过于担忧，导致过度治疗。同时也有一些人对乳腺癌的预防知识和早诊断、早治疗的理念认识不足，导致部分乳腺癌患者等到就诊时已经是中晚期了，严重影响了疾病的治疗效果。因此，出版一本关于乳腺疾病，特别是关于乳腺癌早诊段、早治疗以及乳房保健和乳房疾病预防的科普读物很有必要。让我欣慰的是，曾为我的博士研究生的陈益定主任医师，他在繁忙的临床、科研和教学工作中挤出宝贵的时间，写作了这本《陈益定支招乳腺健康人生》。该书不仅全面介绍了乳房的生理知识和常见疾病，而且还叙述了医者的感悟以及医患之间的沟通。该书文字流畅，插画生动，还有相关的视频链接，是一本具有很强的可读性和实用性的医学科普书。

陈益定医生的医学理论基础扎实，临床实践经验丰富，2004年取得了浙江大学医学院博士学位之后赴美国纽约爱因斯坦医学院从事博士后研究，并在美国加州大学戴维斯分校和意大利米兰乳腺肿瘤中心担任访问学者，学术视野开阔，论文著述丰厚。他热爱医学事业，对患者充满爱心，对技术精益求精。在我教过的诸多博士研究生中，陈益定绝对是出类拔萃的一位，他在乳腺癌"早诊早治"、保乳房保腋窝手术、乳房重建术以及乳腺癌的规范化综合诊治等方面取得了一系列的成就。除了做好临床工作，他还在科研上取得丰硕成果，每年申请国家自然科学基金，发表多篇SCI论文。同时，他非常重视科普宣传，每年10月份组织粉红丝带乳腺癌预防宣传周活动，主动下乡义诊，对口支援基层医院，定期组织"让爱延续"乳腺癌患者教育活动，为《杭州日报》《钱江晚报》《都市快报》《今日早报》《每日商报》《青年时报》、新浪微博、19楼网站等平面和网络媒体提供乳腺疾病预防与治疗的科普宣传稿件，并多次在浙江电视台"经视养生会""浙江名医馆""身体警报""辣妈健康站"等栏目中开展乳房保健和乳房疾病的预防及治疗的宣传。

正是因为他扎实的医学功底和多年来在科普宣传方面的积累与沉淀，才有了这本高质量科普作品的问世。在此，我作为他的导师、他的同事，衷心地祝愿陈益定医生在以后的从医生涯中精益求精，事业更上一层楼；也衷心地期盼他有更多、更好的作品！

2018年4月

前　言

　　医生这一职业注定是充满艰辛与挑战的。从浙江大学医学院研究生毕业至今已经整整二十年了，我在浙江大学医学院附属第二医院肿瘤外科从住院医师一直做到现在的主任医师，其间虽然经历了无数的艰难与曲折，但是每当看到患者带着忧伤与病痛而来，经过诊治后带着喜悦与健康回家，我都深感医生这个职业的神圣与崇高。看到乳腺癌患者经过手术和综合治疗后逐渐康复；年轻的乳腺癌患者结婚、生育、哺乳；中年的乳腺癌患者回归到正常的生活与工作中；老年的乳腺癌患者安享晚年，我的成就感与自豪感更是油然而生。

　　女性是伟大的，因为她们在人类社会的生存繁衍中承担着孕育、哺育和教育后代的重任，女性的健康状况不仅影响其个人，也影响其家庭的稳定与幸福。从蓓蕾初放的青春期，到母爱勃发的哺乳期，再到绝经前后的"多事之秋"，最后到达迟暮之年，女性的乳房在每一个阶段都需要呵护。作为一名乳腺科医生，每天要面对数不清的乳腺疾病患者，她们有的年轻靓丽，有的知性温婉，有的事业有成，但是都因为这样或那样的原因患上了乳腺疾病，尤其是近年来，乳腺癌患者在不断增加，各种乳腺良性疾病也呈现不断上升的趋势，我们不得不经常加班加点。每周四下午是我的名医门诊，医院规定每位专家看二十位患者，但是看到那么多信任我的患者满怀希望而来，我不忍心看到她们因为挂不到号而失望而归，总是尽量满足她们的要求而给予加号，因此经常是从下午一点半一直看到晚上七八点，即便是这样，最多也只能看几十位患者。其实，很多时候我们是在重复工作，说重复的话，做重复的事情。作为一名乳腺外科医生，我深刻地认识到，很多乳腺疾病本来是可以预防的，很多乳腺癌如果早一点被发现，患者是可以保留乳房的。如果有一本书，不那么枯燥深奥，把医学知识像讲故事一样地娓娓道来，就能帮助女性了解自己的乳房，使女性朋友懂得如何避免各种乳腺疾病的侵扰，以及得了乳腺疾病以后如何配合医生的治疗。这样的话，既可以让广大的女性朋友受益，又能让我们医生在有限的门诊时间里高质量地接诊每一位需要诊治的患者，而不仅仅是疲于应付。我把这些想法和故事与姚彤华女士分享，引起了她的共鸣，那些停留在口头的计划和碎片状的故事就这样在姚彤华女士指尖敲击键盘声中流淌出来。

在写作本书的过程中，除了要感谢姚彤华女士用通俗易懂的文字把我想要表达的内容原原本本地还原出来以外，我还要感谢我的博士生导师郑树教授的鼓励，感谢浙江大学出版社编辑的指点，感谢浙报传媒的美术编辑田震坤先生为我的书绘制精美的插画，正是有了各位的支持与帮助，我才能够顺利完成这本科普书的写作。希望这本书的出版能让更多的女性朋友懂得呵护自己的健康与幸福。

陈益定

2018 年 3 月

目 录

Part 5

医者心声

Part 6

患者心声

参考文献

后记

陈益定医师讲课视频

下载立方书APP后扫描二维码
（或用微信扫一扫）即可观看

乳腺癌能预防吗？
注射丰胸术的代价
母乳喂养好处多
为什么有的女性会有副乳？
定期体检有用吗？
不可忽视的乳腺纤维腺瘤
乳腺癌的早期征象
乳腺增生会发展成乳腺癌吗？
乳腺癌会遗传吗？
围绝经期激素替代治疗的困惑

Part 1
容易被忽略的乳房知识

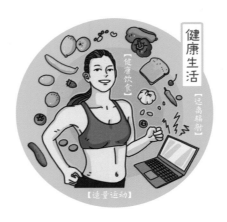

1　关注乳房健康　享受美丽人生

对于女性来说，乳房是形体美的重要组成部分，生命的新阶段以它的发育为印记，血脉的延续依赖它的哺育。同时，乳房又是性器官的一部分，其价值体现在性、爱和美三方面，伴随女性的终生。每位女性都希望自己拥有一对丰满、对称且外形漂亮的乳房，以展示自己的女性魅力。然而，乳房又是"多灾之地"，在女性的孕期、产期、哺乳期和绝经前后常常会发生乳房疾病，尤其是乳腺癌，在严重影响女性身心健康的同时，还摧残着乳房的美观。作为一名乳腺外科医生，我想跟读者谈谈我在临床工作中的一些感悟，讲讲女性在人生的四个关键时期，应该如何呵护自己的乳房，进而拥有健康，享受人生。

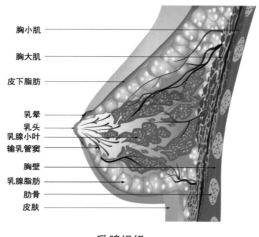

胸小肌
胸大肌
皮下脂肪
乳晕
乳头
乳腺小叶
输乳管窦
胸壁
乳腺脂肪
肋骨
皮肤

乳腺组织

一、蓓蕾初放的花季少女

对于女性来说，青春期是指从月经初潮到生殖器官逐渐发育成熟的时期，一般是指从13岁到18岁这段时期，乳房发育作为重要的第二性征正是在这一时期完成的。乳房主要由乳腺叶、脂肪和结缔组织构成。乳腺叶系由乳管、乳腺小叶和腺泡所组成（见上图）。从生理和审美的角度来说，挺拔而高耸的乳房是少女发育成熟的表现，既是少女的天资之美，又是哺育后代之源。

女孩进入青春期后，其母亲应及时向女儿解释戴胸罩的必要性，并指导女儿正确选择和佩戴大小适宜、质地柔软、弹性好、吸汗性强的棉质胸罩，来保护乳房的发育。特别是在进行体育运动的时候，更要注意保护好乳房。少女长期穿过紧的内衣或胸罩，会影响乳房的血液循环，使乳腺管堵塞、闭锁，导致出现各种不适症状。临床上发现，乳房瘪小、乳房扁平、乳头凹陷、产后无乳等现象往往与其少女时期穿着紧身束胸有密切关系。

自青春期起，少女们应养成自我检查乳房的习惯，以便及早发现乳房结节、硬块等异常情况，一旦发现应及早看医生。在经济发达的沿海城市，随着生活水平的提高和营养状况的改善，女孩的月经初潮和乳腺的发育出现了提前的趋势。我们在临床工作中发现，一些家长盲目给孩子服用保健品也可能对其乳腺提前发育有一定影响。我曾给一位16岁的女孩在全身麻醉（简称全麻）下做了巨大乳腺纤维腺瘤切除术，切下的瘤体足足有1kg重。询问这位患者的病史得知，她有乳腺肿块已经有两年时间，肿块是逐渐增大的，但她自己一直以为是乳房在发育。直到夏天，她母亲发现她的两侧乳房明显不对称，才带着她来医院就诊。在我们的临床工作中，每年都会碰到很多这样的小女孩，假如女孩的母亲和女孩本人多一些健康常识，尽早就医，这个女孩可能就只需在局部麻醉（简称局麻）下做个微创手术。看来，家长和青少年都要重视青春期保健知识教育啊！

二、风华正茂的年轻女性

二十出头的年轻女性雌激素分泌旺盛，体内雌激素处于高水平，乳腺的上皮组织和纤维组织在雌激素的刺激下，会发生不同程度的增生，从而形成纤维腺瘤。乳腺纤维腺瘤多为单发（约占75%），也可能是多发性的。肿块可发生在乳房任何部位，但是以外上象限最为常见。肿块大小多为1～2cm，一般不超过3cm。肿块呈圆形或椭圆形，呈分叶状，摸上去边界清楚，可在手指下滑动。纤维腺瘤患者通常无明显症状，往往是患者在洗澡的时候无意间摸到肿块。患者偶尔会感觉到轻微的触痛或胀痛。肿块的大小不会随月经周期发生变化，借此特点可将其与乳腺增生进行区别。

在乳腺专科门诊中，常常有纤维腺瘤患者要求医生开药。其实，任何药物对纤维腺瘤都不起作用，手术切除是唯一有效的治疗方法。曾有一位27岁的患者，她2009年发现自己左乳下方有一个肿块，肿块为椭圆形，活动度好，不与组织粘连。她去当地医院检查后被诊断为乳腺纤维腺瘤，当地医院立即给她做了手术切除。但是，今年上半年她又发现自己左右乳房都出现了肿块，且体积较大。于是这位患者就来我院就诊，还埋怨当地医院的手术做得不彻底。我耐心跟患者解释，其实并不是当地医院手术做得不好，而是因为纤维腺瘤的形成与乳腺组织对雌激素的敏感性较高有关，由于病因难以去除，因此部分患者手术以后会再发纤维腺瘤，尤其是多发性纤维腺瘤患者。不过，乳腺纤维腺瘤恶变的概率很低，在1/1000以下。因此，并不是所有的乳腺纤维腺瘤都需要手术切除，大部分只要定期检查就可以了。比如，近期在门诊我碰到一位22岁的年轻女性，她有双侧多发性纤维腺瘤，其中B超能够定位的纤维腺瘤大概有12颗。对此，我建议对部分直径大于2cm的肿块进行切除，并对切除的肿块进行活体组织检查（简称活检）；对于小的肿块则定期随访。

乳腺纤维腺瘤是乳腺外科手术中最常见的良性肿瘤，好发于年轻女性，因此医生在手术的时候会更多地从美观的角度考虑患者的需求。对于良性肿块的手术，现在有微创、美容/隐蔽切口的开放手术及借助腔镜的手术等方式。在手术前，医生会认真、细致地跟患者沟通，告诉患者，根据其肿块的位置和自身的情况，手术切口可能的位置、长度及术后瘢痕的形状等，看患者是否认可和接受手术方案。如果纤维腺瘤在乳晕附近，医生通常在乳晕旁作弧形切口，术后患者胸部几乎看不到瘢痕。对于没有微创手术指征或担心微创手术会有残留者，以及因肿块位置的原因而无法采取美容/隐蔽切口的患者，也可以采取经腋下腔镜辅助下的纤维腺瘤切除术。我们曾为一位21岁的女大学生做了经腋下切口的腔镜辅助手术，切除了直径6cm的巨大纤维腺瘤。虽然该手术难度增加了，但是术后丝毫不影响患者乳房的外形和美观。

年轻女性如果发现自己有纤维腺瘤，不用过度紧张，这只是由于现在大家的健康意识增强了，检查仪器也比以前先进了，才导致很多小的纤维腺瘤被诊断出来，其实大部分的纤维腺瘤患者只要定期检查就可以了。当然，也有极少数患者在怀孕时纤维腺瘤迅速增大，甚至对以后的哺乳造成一定影响。对于这种情况的患者，医生通常会建议患者怀孕前到乳腺专科做个检查，处理方式一般是手术切除或者继续观察。

三、母爱勃发的哺乳女性

初为人母，是女人一生中最有魅力的时期。哺乳，使女性更具母性，更加沉着、自信。美国癌症协会的一项研究表明，母乳喂养时间的长短是影响女性患乳腺癌概率的重要因素，甚至超过了遗传因素。世界癌症研究基金会公布的调查报告显示，母乳喂养超过6个月的女性，其患乳腺癌的概率可以降低5%。母乳喂养不仅有利于婴儿的健康成长，也有利于女性的乳腺健康，目前这已经成为所有女性朋友的共识。

哺乳期最常见的乳腺疾病——急性乳腺炎，是一个由内因和外因共同作用而发生的疾病。外因是细菌感染，因为乳汁营养丰富，是细菌繁殖的良好培养基；内因则是产妇自身的免疫力下降，过度劳累、睡眠不足、身体虚弱、营养不佳等均可导致产妇免疫力下降。此外，还可能由于产妇乳腺导管不通畅、乳头发生皲裂等导致发生急性乳腺炎。因此产妇在哺乳前应做好充分的准备和预防措施，如矫正乳头凹陷、防治乳头皲裂、促进乳腺导管通畅等。预防急性乳腺炎的关键在于防止乳头损伤，避免乳汁淤积，保持乳房清洁。在妊娠后期，孕妇应经常用温水清洁乳头、乳晕区，防止细菌滋生，并增强乳房皮肤的抗感染能力。产后，产妇每次哺乳时应尽量让婴儿将乳汁吸空，这样就可以避免乳汁淤积。我们乳腺外科与产科合作，开设哺乳期乳腺保健门诊，希望通过我们的努力，能将急性乳腺炎对哺乳期女性的伤害降到最低，让每一位母亲都顺利度过哺乳期。

急性乳腺炎如果处理不及时，可能会发展成乳房脓肿。对于乳房脓肿，传统的治疗方法是切开引流。为了避免对母亲和婴儿造成不良的影响，我们科室采用脓肿持续闭式引流的保守治疗方法，使80%以上的哺乳期急性乳腺炎患者避免了切开排脓手术，而且能够在治疗期间继续哺乳，不仅减轻了患者的痛苦，还大大提高了母乳喂养的成功率。

四、绝经前后的"多事之秋"

女性过了四十，就仿佛进入了人生的秋天，儿女渐渐长大，事业也有了成就。然而，这也是人生中的"多事之秋"。在我国，85%的乳腺癌患者都处于这个年龄段。在乳腺外科门诊中，差不多有90%的患者是因为乳腺增生来就诊的，这些患者疑问最多的就是——乳腺增生是否会变成乳腺癌？

从医学上讲，乳腺增生并不是一种疾病，而是乳腺的一种生理性变化。女性在绝经之前，乳腺受卵巢分泌的雌激素和孕激素的调控，会有周期性的胀痛。雌激素会使乳腺的腺体、腺管增生，而孕激素会促使增生消退，使乳腺复旧，所以乳腺每个月受雌激素和孕激素的调控会有增生和复旧的过程。除此以外，疲劳、心理状态、工作压力等因素也会使女性机体的内分泌环境发生变化。不少乳腺增生患者都会过度恐慌，担惊受怕。事实上，乳腺增生是不需要治疗的，其癌变的概率也很小。我常常跟乳腺增生的患者说："女人有乳腺增生，就像男人有前列腺肥大一样，很普遍。"在月经前，乳房胀痛是正常现象，但是如果在月经前后都有胀痛，就应该到乳腺专科检查，以明确诊断。我建议40周岁以上的女性每年做一次乳腺B超检查，每两年做一次乳腺钼靶X摄影（简称钼靶）检查。乳腺钼靶检查可以在乳腺癌患者还未感受到任何蛛丝马迹的时候，就准确地检测到病灶。在我们医院，许多患者就是凭借这一早期筛查的利器，在第一时间发现了人手触摸不到的很小的乳腺癌肿，为治疗赢得了宝贵的时间。

在门诊中，我遇到越来越多因为乳腺增生而产生恐癌心理的患者。在《今日早报》的"名医大讲堂"和《钱江晚报》的"名医公开课"上，我都以"寻找乳腺癌的蛛丝马迹——谈谈乳腺增生和乳腺癌的区别"为题做了科普讲座，主要目的就是消除患者的恐惧心理。我常常跟我们科室的年轻医生说："我们乳腺科医生需要不断提高鉴别良恶性肿瘤的能力，不能单纯依赖钼靶、B超等影像学检查结果，而必须与患者面对面地沟通和交流，做详细的问诊和细致的查体（即乳房的触诊），再对患者的病情作出综合的分析和判断。"

　　两年前，有一位84岁的离休老干部被儿女硬拉到门诊来，因为她在老干部体检中乳腺B超检查发现有强光点，钼靶片上有钙化点。她去了两家省级大医院，都被认为可能是乳腺癌，需要接受手术治疗。我经过仔细的问诊，了解到老太太常年服用在国外的儿女给她带来的含有丰富雌激素的保健品。通常，这个年龄段的女性乳腺都已萎缩，而她因为雌激素摄入较多，乳腺还没有呈现萎缩的状态，影像学检查中仍然可以见到乳腺质地不均和结构紊乱的表现。排除了乳腺癌的可能，老太太感觉仿佛又捡回了一条命。现在这位老太太还很健康地生活着。

　　为了寻找乳腺癌的蛛丝马迹，并最大限度地避免误诊和漏诊，我们科室会联合本院的超声科、放射科、病理科等相关科室，定期开展疑难病例讨论会，利用医院先进的仪器、设备，如数字化钼铑双靶机、三维立体定位仪和乳腺磁共振成像等，大大提高了早期乳腺癌的检出率，使乳腺原位癌（即零期乳腺癌）的诊断率达到了15%以上。这类乳腺癌患者手术后无需化疗，极大地减轻了患者的痛苦和经济负担。

　　医学的不断进步给乳腺癌患者带来了福音，乳腺癌的临床诊治越来越规范，对于乳腺癌的手术治疗，从"最大的可以耐受的治疗"发展到"最小的有效治疗"，越来越多的乳腺癌患者可以做保乳房保腋窝手术。以前，乳腺癌手术常规要做腋窝淋巴结清扫。腋窝淋巴结清扫术通常会给患者造成上肢水肿和活动障碍，严重影响患者的生存质量。为了避免不必要的腋窝淋巴结清扫和减少手术并发症，我们医院乳腺外科目前已经广泛开展了前哨淋巴结活检术。前哨淋巴结是指乳腺淋巴液回流时进入的第一个淋巴结，并经此淋巴结再向其他淋巴结回流。打个比方，我们乘坐地铁从出发站去往目的站，中间要经过第一站、第二站、第三站。把肿瘤的原发部位比作出发站，如果在第一站没有搜寻到肿瘤细胞，那么肿瘤细胞就不可能到达第二站和第三站，更不会到达目的站。这个第一站就是肿瘤前哨淋巴结。因此，一般在手术前先做前哨淋巴结活检，以明确有无淋巴结转移。如果没有转移，就可避免不必要的淋巴结清扫术。经过保乳房保腋窝手术治疗的乳腺癌患者，术后不会留下明显的手术瘢痕，患者乳房的外形和功能都得到了最佳的保护。当然，并不是所有的乳腺癌患者都适合保乳房保腋窝手术，具体的手术方式还是需要乳腺外科医生根据患者的情况和意愿，与患者共同做出决定。

我们医院已经成功地开展了乳房重建手术和乳腺肿瘤整形术，越来越多的曾经被"一刀切"的乳腺癌患者，在手术后完成了正规治疗；经过2～5年观察，无肿瘤复发征象或有局部复发低危因素的患者，可以选择Ⅱ期重建（又名"延时重建"）。如果患者有保乳房意愿，医生可以在保乳房的同时进行整形修复，使患者术后乳房外形更好看。有些乳腺癌患者虽然不适合做保乳房手术，但是可以在切除患侧乳房的同时进行Ⅰ期重建（又名"即刻重建"）。与Ⅱ期重建相比较，Ⅰ期重建患者不仅可以免受二次手术的痛苦，还可以减少医疗费用。这些都是未来乳腺外科发展的方向，也是所有乳腺外科医生为了让乳腺癌患者重拾健康、美丽和自信而努力的方向。

　　提高患者的生存质量，让美丽与健康共存，是乳腺外科医生不懈的追求。在此，我希望所有的女性朋友增强自我保护意识，把乳腺癌扼杀在萌芽状态，保持乳腺健康，享受美丽人生！

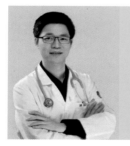

乳腺癌能预防吗？

下载立方书APP后扫描二维码
（或用微信扫一扫）即可观看
陈益定医师讲课视频

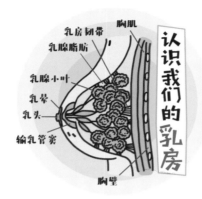

2　认识我们的乳房

　　乳房是女性的哺乳器官，也是第二性器官，是造物主赐予女性的无价之宝。对于女性来说，乳房是她们亲密的朋友，见证了女性走过青涩，陪伴女性翩然蜕变，拥抱幸福，获得成熟。对于男性来说，女性的乳房不仅是令人赏心悦目的异性器官，更是温柔与母爱的代名词。乳房是伟大的，它是生命与力量的源泉，它造就了女性的曲线与美丽，成全了襁褓中婴儿嗷嗷待哺的期待，满足了男性心目中对柔情的渴望。然而，乳房却是女性身体中最容易被忽略、最为脆弱的部分，也是最容易发生疾病的部分。关于全球女性乳腺疾病的统计数据，其结果实在令人触目惊心：

　　每26秒就有一名女性被诊断患有乳腺癌；

每年有200万女性患乳腺疾病；

每年有50万女性死于乳腺癌；

几乎每分钟就有一名女性死于乳腺癌；

最年轻的乳腺癌患者只有3岁。

这些数字充分说明了，乳房疾病对于女性健康至关重要。没有一种疾病，会像乳腺癌那样给女性的生理和心理带来长时间的折磨，给女性的美丽带来毁灭性的打击，让女性在生与死、完美与残缺之间挣扎。可以说，女性的乳房与女性的美丽、健康，甚至生命，都紧密地联系在一起。乳房健康一辈子，女人才能幸福一辈子。

如果说眼睛是心灵的窗户，会诠释人心中的秘密，那么乳房就是女性独特魅力的载体，让女性尽显婀娜、性感。作为身体的器官之一，作为女性的第二性征，乳房既有哺乳的作用，又被赋予了健康和美。可以说，乳房代表着生命、青春和力量，甚至关乎一个家庭的幸福与未来。

在青春期，男性和女性在性激素的作用下，身体开始产生新的差异。女性在雌激素与孕激素的共同作用下，乳房开始发育。女性因为乳腺发育，胸部变得丰满；而男性的乳头则会像两颗痣一样伏在胸口上，一生也不会有什么特别的功能。

从医学角度讲，成年女性的乳房为一对对称的半球形器官，高度位于第2肋与第6肋之间，水平位于胸骨边缘与锁骨中线之间，平均直径为 10～12cm，中心平均厚度为 5～7cm。乳腺外上部组织伸向腋窝，称为 Spence 腋尾。乳房的轮廓个体差异较大，但通常是穹窿型。未产妇更像圆锥形，经产妇则下垂一些。乳房包括皮肤、皮下组织和乳腺组织。正常乳头两侧对称，表面呈粉红色或棕色，乳头上有许多小窝，为输乳管开口。乳头周围皮肤色素沉着较深的环形区是乳晕，色泽各异，在青春期呈现玫瑰红色，而在妊娠期、哺乳期因色素沉着而颜色加深，呈深褐色。乳晕上有一些小突起，被称为"乳晕腺"，主要功能是分泌油脂，可以保护娇嫩的乳头和乳晕，还可以保护婴儿的口唇。此外，乳房皮肤是乳房最基本的支撑，其主要作用是支撑乳房的重量，使乳房既能在皮下有一定的活动度，又能在身体直立时保持坚挺的外形。

每侧乳房有 15～20 个乳腺腺叶，乳腺腺叶以乳头为中心，呈轮辐状排列。每个腺叶又分成若干腺小叶，每个腺小叶又由 10～100 个腺泡组成。就像橘子一样，既是一个整体，里面又可分成十几个橘瓣，而每一瓣都有它的独立性。

乳腺小叶的数目和大小因人而异，而且同一人在不同的时期也有所不同。每个腺小叶就好像一棵埋在脂肪里倒着生长的小树苗。树梢的叶子就是乳腺的腺泡。女性在分娩后，腺泡里就会产生乳汁，乳汁通过叶子的茎（小乳管）流到树干（输乳管）里。腺泡的开口与小乳管相连，多个小乳管汇集成小叶间乳管，多个小叶间乳管再汇集成乳腺导管，称为输乳管。输乳管共有15～20条，以乳头为中心呈放射状排列，汇集于乳晕，开口于乳头，称为输乳孔。输乳管在乳头处较为狭窄，继之膨大为壶腹，称为输乳管窦，有储存乳汁的功能。

乳腺小叶之间有脂肪和结缔组织，其主要功能是保护乳腺组织。事实上，乳房本身并没有肌肉组织，因此我们平时做扩胸运动这样一些针对胸部肌肉的锻炼，目的是让乳房附近的肌肉变得更发达，加强其对乳房的支撑力，从而防止乳房下垂，使其更丰满、坚挺。但是，锻炼并不能让乳房本身增大。乳房的丰满与否，取决于乳腺组织的腺体量和脂肪量的多少。所以，如果想要拥有丰满的乳房，关键就是让乳腺血运畅通，以及增加乳腺的脂肪含量。

乳腺位于皮下浅筋膜的浅层与深层之间。浅筋膜浅层由皮下伸向乳腺组织内的条索状小叶间隔，包绕在乳腺叶和小叶之间，将乳腺腺体固定在胸部的皮下组织之间，使女性在站立时乳房不至下垂，所以又称之为乳房悬韧带。悬韧带在女性怀孕期间会被拉长。当女性年纪大了，悬韧带会老化松弛而失去支撑力，所以老年女性乳房会下垂。

乳房的内部还分布着密密麻麻的血管、淋巴管和神经等。乳房内的血管对乳腺起着营养和维持其新陈代谢的作用，因此具有重要意义。乳房静脉与淋巴管伴行，在乳腺癌的血行转移中具有重要意义。在女性妊娠过程中，乳房脉管的数量和直径都会增大，而在哺乳期结束后，乳房脉管的退化往往是不完全的。在月经周期中也会出现这样的变化。一般月经来潮后乳房脉管会出现退化，而在下一个月经周期的初期，乳房脉管又开始增生。这就是为什么月经干净后的第3～7天是女性进行乳腺手术或者进行乳腺钼靶检查的最佳时机的原因。

乳房内还有神经组织，其主要作用是对乳房内部组织进行调节，同时其还与中枢神经系统有紧密联系，使乳房成为机体的有机组成部分。乳头和乳晕部位的神经末梢最为丰富，一旦出现乳头皲裂等病变，疼痛感也最为剧烈。所以女性朋友们在妊娠期一定要悉心护理好自己的乳头，以防止哺乳时发生乳头皲裂。

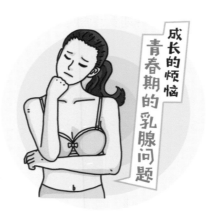

成长的烦恼
青春期的乳腺问题

3　成长的烦恼——青春期的乳腺问题

一、青春期常见乳腺疾病

乳房的发育，标志着青春期少女开始走向成熟。慢慢隆起的乳房，更体现了女性成熟体形所特有的曲线美和健康美。青春期少女若出现乳房肿块、胀痛等症状时，不必忧心忡忡，多了解一些关于乳房的医学知识，就不会担心和害怕了。我们知道，乳房是受内分泌激素，尤其是女性激素的影响而发育的器官。在女性的一生中，乳房的变化是很大的。从儿童期的静止阶段，到青春期的发育阶段，再到孕期和哺乳期的旺盛阶段，最后到老年期的萎缩阶段，整个过程都离不开女性激素的影响。乳腺也是容易发生病变的组织。下面就青春期女性常见的乳房疾病作详细介绍。

（一）乳腺增生

乳腺增生是女性最常见的乳房疾病，其发病率排名乳腺疾病的首位。近年来该病发病率呈逐年上升的趋势，患者的发病年龄也呈现低龄化趋势。据调查，70%～80%的女性都有不同程度的乳腺增生。乳腺增生是指乳腺腺泡、导管的上皮细胞及结缔组织增生而引发的乳房肿块和周期性胀痛的疾病。其症状起初表现为无固定部位胀痛，触痛以乳房外上侧及中上部较为明显，月经前疼痛加剧，行经后疼痛减退或消失。严重者经前、经后均呈持续性疼痛。有时疼痛向腋部、肩背部、上肢等处放射。患者往往自述乳房内有肿块，而医生临床检查时却仅触及增厚的乳腺腺体。

乳腺增生的发病原因主要是内分泌激素失调。婚育状况、膳食、社会环境和遗传因素是女性发生乳腺增生的主要影响因素。大部分女性都会有乳腺增生，而且绝大多数情况下都是生理性增生，只要没有明显的症状，一般不需要治疗。症状轻微的，只要日常注意饮食，保持作息时间规律，情绪稳定，不过多生气，一般也能逐渐好转。如果症状明显或者伴有肿块、乳头溢液等病理性增生可能的，则需要去乳腺专科就诊。

（二）乳房疼痛

青春发育期的少女乳房如小丘般隆起，有时摸起来感觉有点硬。随着月经的到来，乳房还会有轻度的疼痛，这常常扰得她们心烦意乱。这些情况都是由于月经来潮前，女性体内雌激素水平增高，致使乳腺导管扩张，乳房间质水肿，进而使乳房胀大、变硬。有时还会摸到乳房内有小肿块，并感到胀痛或压痛。这些都是乳房发育过程中正常的生理现象，随着身体的自我调节，这些状况会慢慢消失。需要提醒的是，青春期少女平时注意不要束胸，避免碰撞乳房或乳头；少吃高热量、高脂肪的食物。这个阶段的女孩如果乳房出现肿块，也有可能是乳腺纤维腺瘤，需要到医院治疗。

（三）乳头发痒

青春期女孩开始戴胸罩后，窈窕的曲线得到衬托，因而更显得俏丽可人。但有时乳房与乳头会有发痒的感觉。造成乳房发痒的原因主要是乳晕上的腺体分泌出油脂样物质，时间一长，脂质酸化和污垢堆聚刺激局部皮肤，引起发痒。有些女孩戴化纤面料制作的胸罩，或睡觉时没有脱下胸罩，致使乳头透气不良，或汗水排出不畅，乳头潮湿，也会引起发痒。因此，青春期女孩要养成勤洗澡的习惯，注意乳房卫生与保健。胸罩宜挑选柔软、透气性能好的棉制胸罩，睡前务必脱下胸罩。须注意的是，乳房的皮肤十分娇嫩，感觉痒的时候勿直接用手抓挠。若痒感严重，且皮肤出现红肿、疼痛或皮疹，应及时到医院诊治，不可乱用药膏涂抹。

（四）乳房发育过小

我国青春期少女在14～18岁时，乳房基本发育成熟。乳房大小主要与遗传因素有关。若女孩的母亲、姐姐甚至外婆的乳房偏小，那女孩的乳房也大都偏小，反之亦然。当然，这也并非绝对。少女发育成熟后，若乳房仍偏小，除了影响女性曲线美之外，对日后婚姻生活、妊娠和生育都不会有太大影响，因此乳房较小的少女完全不必为此担心，切不可滥服雌激素或用丰乳霜来丰乳。可到乳腺专科门诊进行咨询。

（五）乳房发育过大

有些女孩较肥胖，乳房显得更丰满些；有些人受遗传因素、营养条件等影响，乳房发育得较大些。这些大部分情况下都是正常的个体差异，女孩们不必为此而担忧，通常到青春期结束后（16～18岁），乳房的发育就会停止。只有极少数人属于发育异常，乳房持续发育，形成巨乳症，给她们的行走、活动带来极大不便。对此，可以考虑手术整形。也有些女孩的乳房发育较早，发育得较丰满，这可能与她们的乳腺组织对雌激素比较敏感有关。如果两侧乳房对雌激素敏感性不同，乳房的发育还可能出现不对称现象。乳房大对身体并无任何不良影响，但有可能对青春期少女的心理带来困扰。有些少女可能会因为自己的乳房比同龄人发育得更大、更丰满而感到害羞，因而含胸、使用束胸或较小的胸罩，这些都是对身体不利的。

（六）乳头内陷

从小就乳头内陷，这正常吗？有些乳头内陷是生理性的发育不良，而有的乳头内陷则可能与某些外在因素的影响有关。乳头内陷不但有碍美观，还会影响以后的哺乳。哺乳时，内陷的乳头往往会被强行牵拉出来，而此时的乳头非常娇嫩，一旦被强行牵拉，极易发生损伤、破裂和出血，可造成乳头乃至整个乳房感染，最终发生乳腺炎。因此，对于女孩子，特别是小女孩，一旦发现有乳头内陷的情况，应到医院让医生检查确诊。

（七）乳腺纤维腺瘤

乳腺纤维腺瘤是乳腺最常见的良性肿瘤，多发生于15～25岁的年轻女性。纤维腺瘤肿块呈圆形或椭圆形，有包膜，边界清楚，活动度大，摸起来像棉花团里有个鸡蛋似的，滑来滑去。该瘤生长缓慢，一般长到胡桃大小就停止生长了，大多为一个，少数也可双侧多发。长了乳腺纤维腺瘤，一般人没有什么感觉，少数人会有胀痛或压痛。对于乳腺纤维腺瘤，一般主张早期手术切除，并做病理检查。

（八）乳腺癌

乳腺癌是一种恶性肿瘤，常见于成年女性，儿童和青春期少女极少发生。但也曾有3～15岁的女孩患乳腺癌的罕见报道，因此青春期少女也有患这种疾病的可能。儿童的乳房因未发育，一旦有肿块，比较容易被发现。而青春期少女的乳房都不同程度地发育了，如果有小的肿块，就需细心触摸才能发现。

早期发现乳腺癌的最方便的方法便是自己检查，如在洗澡或睡觉时，自己将乳房从上到下、从左到右摸一遍，如果发现有硬块，可及时找医生检查。医生检查之后方能区分硬块是正常乳腺组织还是肿瘤。乳腺癌通常长在乳晕的皮下，边界不清，硬度较大。如果医生认为不易区分肿块性质时，可手术摘除硬结做病理检查。乳腺癌早期治疗效果较好。另外需要注意的是，乳腺癌有家族遗传倾向性，如果母亲患了乳腺癌，女儿就应提高警惕，定期自检，如果发现问题，要及时找医生进行诊断和治疗。

二、青春期乳腺保健

青春期乳房发育是正常的生理现象，健康丰满的乳房也是女性美的标志之一，青春期少女乳房保健，应做到以下几点。

（一）加强锻炼，做好胸部健美

加强胸部的肌肉锻炼，多做些扩胸运动，如俯卧撑、扩胸健美操等。胸部肌肉锻炼可以使乳房下的胸肌更发达，而胸肌是支托乳房的基础，对于乳房较小的人，胸肌增大可以使乳房更突出。对于较胖的人，胸部锻炼可使其胸肌增大的同时减少乳房中积聚的过多的脂肪，并增强其乳房的弹性，防止乳房下垂。需要注意的是，运动时候必须戴胸罩，否则运动时乳房会不断晃动，容易下垂。有的少女嫌自己乳房发育差，涂抹丰胸产品来使乳房丰满、增大，但丰胸产品不宜长期使用。因其长期使用可引起月经不调、皮肤萎缩变薄和色素沉着，还可使肝功能异常，胆汁酸合成减少，容易形成胆固醇结石。有的少女嫌乳房小，服用雌激素以促使乳房发育，雌激素虽然短期使用有一定效果，但长期使用会使乳腺、阴道、宫颈、子宫体、卵巢等器官患癌症的风险增加。滥用雌激素不仅会引起恶心、呕吐、厌食，还会导致子宫出血、子宫肥大、月经紊乱和肝、肾功能损害，因此不宜使用雌激素促使乳房发育。

（二）不要因害羞而束胸

女孩进入青春期后，乳房明显发育，开始显露出女性的丰满体态和曲线美，可是有一些少女出于害羞或追求所谓的苗条身材，常用束胸、紧背心之类的衣物把乳房紧紧地包束起来。这种做法对健康是十分不利的。束胸会使胸腔内的器官——心脏和肺受到压迫，使心脏和肺不能充分扩张，从而影响血液循环和通气。束胸还会限制胸廓的发育，影响胸廓的外形和胸腔的容积，进而影响心脏和肺的发育和功能，因此束胸对身体健康非常不利。此外，青春期少女使用束胸还会限制其乳房的发育，使乳头凹陷，影响日后的乳汁分泌，造成哺养困难。

（三）选择适合的胸罩

戴上合适的胸罩可以使乳房得到支托，保证乳房血液循环畅通，并防止运动时乳房晃动，那么什么时候开始戴胸罩呢？

处于豆蔻年华的青春少女比较敏感的就是乳房的发育，很多女孩都会为乳房的大小而烦恼，她们既不希望乳房发育得太快、太大，引人注目；又不希望乳房扁平无峰，被同伴笑称"太平公主"。女孩子们跑步的时候胸部颤动，乳头被衬衫摩擦，有一种怪怪的感觉。当她们红着脸走进内衣店，看到五花八门的内衣时，却不知道该选择哪一个。由于乳房发育个体差异非常大，何时开始戴胸罩，不能按年龄来划定，而要根据乳房发育的情况。一般认为，乳房基本定型时开始戴胸罩比较合适。也有人提出，用软皮尺测量从乳房上底部，经乳头，到乳房下底部的距离，长度大于16cm，就可以戴乳罩了。

有些女孩乳房尚未发育成熟，就过早戴有硬衬、棉花、海绵等填充物的胸罩，以衬托自己的胸部线条，但这样做会影响乳房的正常发育。有的少女乳房已经发育得很大，却仍不戴胸罩，这样时间长了，乳房就容易松弛下垂，妨碍乳腺内正常的血液循环，引起乳房疾病；剧烈运动也易使乳房受到创伤，而引起乳腺炎。另外，有的女孩因为生怕自己乳房发育过大而难为情，选择穿紧小束胸的胸罩，这样做不仅会阻碍胸廓的发育，还会压迫乳房组织，影响乳房的正常发育。因此，选择胸罩要以乳房的大小、乳沟间距、胸围的大小及自己的体型为依据，以恰好罩住乳房为宜。此外，胸罩的面料以质地细软的全棉布为佳，胸罩还要勤洗、勤换，保持清洁。晚上休息时应把胸罩脱下，使乳房放松。

（四）避免外伤

在劳动和体育运动时，女孩子要注意保护乳房，避免撞击或挤压。乳房发育过程中，有时可出现轻微胀痛或痒感，不要用手捏挤或搔抓。

（五）加强营养

乳房是身体的一部分，没有良好的体质，就不会有丰满、健美的乳房，因而青春期女性要加强营养，切不可因片面追求曲线美而盲目节食、偏食。

（六）注意保持正确的体态和姿势

平常走路要抬头挺胸，收腹紧臀；坐下时也要挺胸端坐，不要含胸驼背；睡眠时要采取仰卧或侧卧，不要俯卧。

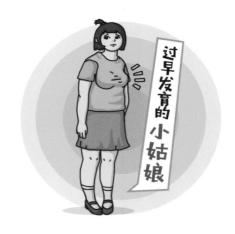

4 过早发育的小姑娘

有一天，我在门诊，一位年轻的妈妈带着一位小女孩走进了我的诊室。我开始以为是她的妈妈来就诊，当她的妈妈把小女孩的病历递给我的时候，我一看病历上填写的女孩的出生年月，发现这个小女孩只有8岁，心想，这么小的女孩子，按理说乳房还没发育呢，会有什么问题呢？

小女孩看起来很紧张，大概她看到我是一位叔叔，很害羞地躲在她妈妈的身后。我笑着对她说："小姑娘，几年级啦？在哪里上学呀？"小姑娘有些不情愿地坐在我面前，用戒备的眼神看着我。她妈妈帮她把衣服解开以后，我看到小姑娘的乳房已经有了明显的隆起，触摸一下，里面还能摸到一些结块。我先详细地进行了问诊，了解了这个小女孩的情况，然后让她的妈妈带她去做超声和血清激素测定。各项检查结果出来后，果然印证了我的判断：这个小女孩平时吃的食物所含激素太多，导致体内雌激素水平过高，过度的雌激素刺激乳腺组织，引起了乳房的过早发育。

如今的独生子女，都是集爷爷、奶奶、外公、外婆、爸爸、妈妈的宠爱于一身，今天吃"洋快餐"，明天吃蛋白粉，后天吃蜂王浆，结果适得其反，吃出问题来了。幸好这女孩的妈妈细心，在给孩子洗澡的时候发现了孩子乳房有些异常，就赶紧来医院就诊。

我想提醒许多家有女儿的妈妈们，平时一定要细心注意孩子身体上的变化。如今我们的生活水平提高了，饮食也大大丰富了，尤其是大量含有激素成分的营养滋补品也进入了市场，使得食品中激素的含量明显增多。经常吃"洋快餐"和含有激素的食品，导致少儿乳房发育症的发病率逐年上升。

所以，为了孩子的健康成长，家长不仅要尽量少让孩子吃含有激素的食物，还要时刻注意孩子的发育。如果发现孩子有异常的地方，一定要尽早到医院就诊。对过早发育的小孩，还需要排除垂体瘤引起的生长激素分泌过多及幼年性纤维腺瘤等疾病。

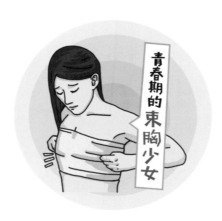

5　青春期的束胸少女

有一年夏天，我接诊了一位 15 岁的女孩。那天天气特别热，可她却穿了一件厚厚的上衣，脸上都是汗。她是自己一个人来看病的，一进来就很紧张，看到我有些不知所措。为了打消她的紧张情绪，我问她："是你妈妈陪你来看病的吗?"她摇摇头，鼓足了勇气，对我说："我怕妈妈要骂我，不敢跟她说。"

经过查体，我发现这女孩的乳房可触及许多大小不一的结节，而且有痛的感觉。于是我问她这样的情况有多久了、月经有没有来、月经是否每个月都很规律等。她回答我说："14 岁来的月经，可是不怎么规律，最近两个月都没来，洗澡的时候摸到了乳房上有硬块，还有点疼，所以特别紧张。"

通过超声检查，我发现她乳房本身没有什么大的问题，只是青春期内分泌紊乱导致的乳腺增生。但她存在另外一个问题，就是穿着过紧的内衣。那天诊室里正好有一位我的女研究生跟我一起坐诊，这位女研究生像大姐姐一般跟她交流后才知道，这个15岁的女孩，父母离异，母亲再婚，平时母亲很少关心她，她也缺乏生理卫生常识。有些女孩会因为乳房的发育而感到害羞和自卑，夏天不敢穿凉快的衣服，而是裹上厚厚的外套，生怕别人看到自己日渐隆起的乳房，走路的时候也经常含着胸，不敢挺直，甚至于像这位女孩，还故意戴过紧的胸罩把自己的胸部束缚起来。

青春期女孩的心理是很微妙和复杂的，羞怯是她们成长过程中的一个主要的心理反应。女孩的母亲、老师，都应该关心女孩的生长发育，给她们传授生理卫生常识，帮助女孩了解自己的乳房、呵护自己的乳房，告诉她们束胸可能会带来不良的后果，比如乳房发育会受到影响，甚至可能会导致乳房疾病的发生。

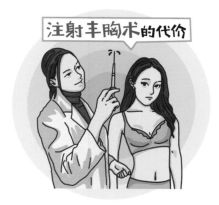

6　注射丰胸术的代价

　　一位四十几岁的女士走进了我的诊室，她的表情很痛苦，看得出身体某个部位的疼痛正在折磨着她。

　　她一坐下，就对我说："医生，快帮我看看，我的胸现在这个情况该怎么办呢？"

　　我一看，她一侧乳房上有伤口，看起来已经发炎了。另一侧虽然没有发炎，但瘢痕也比较严重。我触诊了一下，能摸到里面一个个的硬块，她大声喊叫起来："好痛！"

　　我问她是不是做过隆胸手术，是什么时候做的。她告诉我，因为自己的胸太小了，常有人背后叫她"太平公主"，她一直很自卑。于是她到一家美容院做了咨询，那里的医生说注射丰胸术的效果很好，只要半小时就能让胸部变得丰满起来，还不会有任何后遗症。她禁不住忽悠，心动了，就做了注射丰胸术。刚开始的几年，效果还是挺不错的，也没有出现任何不适。没想到最近出现乳房疼痛的现象，而且乳房还肿起来了。尤其是左乳，好像里面有虫子在咬一样，很痛。

　　一周后，我给她做了清创手术，将乳房里面的注射物取出来。在手术过程中，我发现她的乳房里各种胶体都粘连在一起，乳腺被破坏得惨不忍睹！

　　这位女士在美容院接受的这种注射丰胸术，其实就是用特制的注射器将一种无色透明、果冻状的凝胶（化学名聚丙烯酰胺水凝胶），直接注入乳腺组织的间隙中。但是，由于这种胶体是一种化学合成物，在被注入人体后容易产生各种不良反应，可导致乳房发炎、感染，形成血肿、硬结、团块，甚至出现变形、移位等后遗症，严重的可能引起乳腺癌，已于2006年被国家药监局叫停，但被叫停之前，至少有几十万名爱美女性使用了这种材料做注射丰胸术。而且这种胶体注入后，就难以从乳房内彻底取出来，所以有部分做了注射丰胸术的女性甚至会因此不得不切除整个乳房，为此付出沉重的代价。

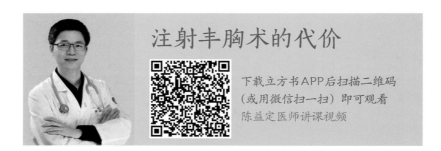

注射丰胸术的代价

下载立方书APP后扫描二维码
（或用微信扫一扫）即可观看
陈益定医师讲课视频

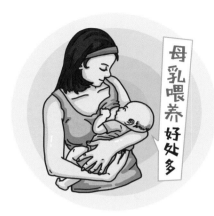

母乳喂养好处多

7 母乳喂养好处多

造物主之所以赋予女人一对美丽的乳房，最重要的用意是希望用它来哺育后代，哺乳是女性乳房最基本的生理功能。想象一下这样一幅画面：母亲把小宝宝揽在怀里，用慈爱的目光注视着正在吮吸着乳汁的宝宝，这是多么温馨而美好的画面。对于刚刚出生的婴儿来说，母亲的乳房就是宝宝的"天然粮仓"。人工喂养的夫妇要担心奶粉是否安全、奶粉中的营养成分是否全面、奶粉在加工和运输的过程中是否被污染、奶瓶的洗涤和消毒是否做得到位、水温是否合适等一系列问题，而母乳喂养就没有这些困扰。

当然，哺乳的前提是乳腺发育成熟。女性到了妊娠后期，在雌激素和孕激素的作用下，乳腺迅速增生，腺泡增大。分娩后，在催乳素的刺激下，乳房内的腺泡开始分泌乳汁，发挥哺乳功能。

然而，随着生活节奏的加快，越来越多的城市职业女性因为各种各样的原因放弃母乳喂养。有的是因为职场竞争激烈，工作压力大，乳汁分泌受影响；有的是因为上班后无法给婴儿按需哺乳，不得已转为人工喂养；有的是爱美的年轻妈妈担心哺乳会导致乳房下垂，身材走样，而选择人工喂养；也有的是因为孕期乳房护理工作没做好或哺乳方法不正确，导致乳头皲裂、乳管堵塞，引发乳腺炎，不得不停止哺乳。

其实，母乳喂养的好处是不言而喻的。首先，哺乳有助于产妇子宫复原，有助于产妇的体形恢复。研究表明，哪怕仅仅哺乳几个月，女性患乳腺癌的概率都会大大低于从未哺乳过的女性。其次，哺乳可以令母亲身体放松，心情愉快。如果母乳充足，宝宝吃着吃着就会安静地睡着。再次，母乳的营养最符合宝宝健康成长的需要。母乳含有婴儿出生后6个月内需要的所有营养，而且容易消化。尽管研究者一直不遗余力地改良代乳品，希望使其营养价值更接近母乳，但实际情况是，母乳"一直被模仿，却难以被取代"。特别是初乳里含有的各种免疫球蛋白，对于提高宝宝免疫力有重要的作用。此外，母乳喂养还是母亲理解宝宝需求的最自然、最有效的途径。

母乳喂养有这么多的好处，我们还有什么理由放弃母乳喂养？下面我们就来看看，为了保证顺利和成功地母乳喂养，孕期和产后女性要做哪些准备。

一、从孕期开始做准备

从受精卵着床的那一刻起，由于体内性激素水平的改变，女性的乳房也会随之发生变化，这是为将来的哺乳做准备。很多准妈妈发现自己的乳房迅速增大，而且产生胀痛感，乳头变得坚挺、发黑。

孕期做好乳房护理非常重要。在孕早期，准妈妈最好去医院做一次全面的乳房检查，以排除有无乳腺纤维腺瘤、乳腺增生等乳腺疾病。有些乳腺纤维腺瘤受孕期激素水平的影响会迅速增大，肿大的瘤体不仅可能会影响产妇产后哺乳，对宝宝不利，而且如果孕期需要手术切除，孕妇还要接受手术带来的影响，如切口出血、宫缩、心理压力增大等。

到了孕中期，准妈妈的乳房会持续增大。初次怀孕的准妈妈，乳头往往比较娇嫩敏感，这个阶段就要开始做好乳头的护理。每天用温水和干净柔软的毛巾擦洗乳头，并将乳头上积聚的分泌物结痂擦洗干净，然后在乳头表面擦一点儿婴儿油，以增加皮肤的弹性和接受刺激的能力。如果准妈妈的乳头有凹陷，从这个阶段开始，就要通过适当的纠正，来改变乳头的状况。方法很简单，把两个大拇指放在靠近凹陷乳头的部位，适度用力下压乳房，以突出乳头，然后逐渐从乳晕的位置将乳头向外推，每天早晚坚持做4~5次。待乳头稍稍突起后,用拇指和食指轻轻捏住乳头根部向外牵拉。

到了孕晚期,乳房还会不断增大,宜选用宽松的棉布胸罩。这个阶段乳头随时可能会分泌乳汁,因此可在胸罩内垫上柔软的乳垫来吸收乳汁,保持胸罩干爽。

二、避免急性乳腺炎的困扰

急性乳腺炎是致病菌侵入乳腺,并在其中生长繁殖所引起的乳腺急性化脓性感染,表现为乳房疼痛、红肿、局部皮肤发热,甚至化脓、溃烂,患者还会出现畏寒、发烧等症状。

哺乳期妈妈往往因为劳累而身体抵抗力下降,如果乳汁不能及时排空,造成乳汁淤积,就非常容易引发急性乳腺炎。急性乳腺炎不仅会给哺乳妈妈带来不小的痛苦,还会让嗷嗷待哺的婴儿面临"饥荒"的困境。

统计数据显示,哺乳期乳腺炎有两个发病高峰:第一个为产后3~6周,第二个为产后6个月时。这是为什么?因为产后3~6周时母亲免疫力最脆弱,而此时乳汁淤积也最明显。孕期乳房进行了长达数月的乳汁储备,而刚出生的婴儿的胃口却很小,此时乳汁明显供大于求,如果不及时用吸奶器排空,就会造成乳汁淤积,此时只要有微量的细菌入侵,就可能会造成急性乳腺炎,所以造成了第一个发病高峰。产后6个月时,婴儿开始长牙了,妈妈的乳头被婴儿的小牙齿咬伤的风险大大增加，而乳头一旦被咬破，就可能造成感染。另外，初产妇哺乳经验不足，哺乳时姿势不正确，或者宝宝没有把奶水吸尽，也是引发急性乳腺炎的重要因素。

三、职场背奶妈妈的幸福与艰辛

对于许多职场妈妈来说，产后3个月到半年就需要回归工作岗位，此时坚持母乳喂养是一个极大的挑战。为了给自己的宝宝提供最好的营养，再大的困难也要克服，于是就出现了职场背奶妈妈这一群体。曾经在热播电视剧《北上广不相信眼泪》中饰演女主角潘芸的演员马伊琍，就是一位职场背奶妈妈，她每天拎着一袋冰包往返于片场与家之间，用爱心与毅力让母爱持续。

背奶妈妈是幸福的，但生活中也充满了艰辛。地铁早晚高峰人满为患，背着储奶包的妈妈们常常为能等到一个座位而欣喜。在工作地点的更衣室或休息室里，电动吸奶器运转的声音伴随着一滴滴乳汁的流出，这是哺乳妈妈欣慰的一刻。每隔几个小时吸一次奶，把乳汁储存在奶瓶里，放入装有冰袋的保温箱里。回到家里，看到宝宝喝到自己背回的乳汁，妈妈一天的辛劳顿时烟消云散。

演员马伊琍曾经写过一篇文章，其中有一段文字令人印象深刻——

　　"无数个夜晚车内昏暗的灯光下，车静静驶向回家的路，只听到母乳挤压流入奶瓶的声音，那急急的撞击瓶壁的声音，代表着所有妈妈的心血，被倾注到一个小瓶子里，带回家给宝宝。都说母乳喂养是最好的，可是要坚持下去却是非常非常累的，要伴随体力、心力的巨大付出。"

　　女性是伟大的，哺乳的过程能帮助女性学会做一个好妈妈，经历了这些考验，妈妈们今后还会有克服不了的困难吗？

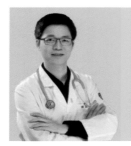

母乳喂养好处多

下载立方书APP后扫描二维码（或用微信扫一扫）即可观看陈益定医师讲课视频

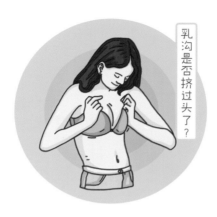

乳沟是否挤过头了？

8　乳腺健康比"事业线"更重要

　　曾几何时，"事业线"成了乳沟的代名词。近些年，一些女明星为了展示自己丰满的胸部，拼命地挤出个乳沟来。越来越多的普通女性也纷纷加入挤乳沟的行列中，以展示自己的性感，在她们看来"乳沟，挤一挤总会有的"，那么，事业线真的是挤挤就有了吗？是否会挤过头呢？

　　女性对自己的乳房在原有的基础上进行修饰，使其看起来更加匀称、丰满，这本来无可非议。或者穿一些修饰性好又不会伤害乳房的内衣，使乳房看上去更挺拔、更性感，也很正常。爱美之心，人皆有之，柔美起伏的胸部能够尽显女性的婀娜、性感，但是，凡事过犹不及，违背了自然规律，对乳房实施"虐待"，那就得不偿失了。

乳房要美丽，首先必须要健康。缺少了健康，再丰满的乳房也谈不上美。在周末的法国街头，经常可以看到这样的情景：穿着宽松、舒适的棉质衣服，不穿内衣的女人们边喝咖啡边翻看杂志，她们的身上不经意间流露出一种独特的韵味。法国女性懂得穿衣搭配，对于乳房，她们则追求舒适与自然。在他们眼里，健康自然的乳房才是美丽的。

欧美国家临床研究发现，每天戴胸罩超过10小时的女性，罹患乳腺癌的概率会增加。因此，法国还提出了"给乳房放假"的号召，理由是"舒适、可降低患病风险、自然展示女性美"。

须知，女性的乳房是娇嫩的，过度挤乳沟，或是长年累月穿过紧的内衣，很可能让乳房出现慢性损伤，引发乳腺炎等疾病，而且还会对乳腺功能造成一定的损伤，影响女性产后乳汁的分泌和哺乳。同时，还可能引发肩背部酸痛、胸闷等不适。尤其是处于青春期的女孩子，原本可以发育得很丰满的胸部，在过分挤压、束缚下，就可能被限制了继续发育的机会。

"事业线"虽可增加性感指数，但"自信的女人最美丽"，即使乳房不够丰满，女人只要保持充分的自信，也一样增添魅力。

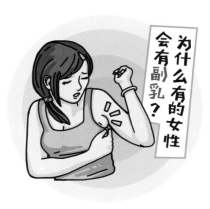

9　为什么有的女性会有副乳?

　　家里养过猫的朋友们可能对猫妈妈给一群猫宝宝喂奶的情景并不陌生,猫宝宝们依偎在猫妈妈的怀里吃奶,数一数,猫妈妈的乳头一共有八个,一胎生好多只小猫咪也能同时喂奶。

　　我们人类是进化了的哺乳动物,正常的女性当然只有一对乳房。人在胚胎发育的第5～6周时,胚胎的两侧自上而下有6～8对局部隆起的乳腺始基。随着胎龄的增大,除了胸前的一对乳腺始基的表层细胞继续发育,成为日后的一对乳房,其余的乳腺始基逐渐萎缩,继而退化消失。如果在胚胎3个月的时候,正常乳房外的乳腺始基没有退化,就形成了我们临床上所说的先天性副乳。

　　先天性副乳又分为两种,一种是完全型,另一种是不完全型。完全型的副乳比较少见，它的特点是既有腺体，也有乳头。不过这个"乳头"多数情况下只是副乳表面的一个小黑点。不完全型副乳比较多见，它的特点是一小团腺体"寄生"在女性的皮下脂肪里，多数长在腋窝下。

卢女士是位形象、气质俱佳的白领，她非常爱美，但是因为腋下多出了两坨赘肉，在夏季，不管多热的天气，她都不敢穿无袖衫。而且，更让她烦恼的是，只要去健身房稍微运动一会儿，腋窝下就会感觉有些胀痛，天气一热，一出汗还会发出异味。她来乳腺外科门诊就是想把那两坨讨厌的"肉肉"给割掉。我给她做了仔细检查，发现她的副乳正是既有腺体又有乳头的先天性完全副乳，而且这对副乳给她的生活和社交都带来了烦恼，所以给她做了全麻下双侧副乳切除手术。手术以后，她再也不用担心了，而且手术切口是在双侧腋下有褶皱的部位，伤口愈合以后，一点都不影响美观。卢女士自从做了副乳切除手术，更加美丽、自信了。

具有腺体组织的副乳，同正常的乳房一样，受各种性激素的作用，呈周期性的变化。月经前，副乳会有胀痛的感觉，哺乳时，副乳还会分泌少量的乳汁。如果有副乳，也不用紧张，若没有不适的症状，就可以忽略它。如果像卢女士那样，觉得影响美观，可以选择手术切除。一些肥胖的女性，由于副乳经常与皮肤摩擦，会导致皮肤反复出现湿疹；有些女性的副乳内还会出现肿瘤，而且肿瘤有一定的恶变可能。在这种情况下，就应及时进行手术切除，防患于未然。

除了先天性副乳，还有一种所谓的"后天性副乳"，这又是怎么一回事呢？后天性副乳，我们通常将其称之为"假性副乳"，有些体重超标的女性错误地以为穿小一号的内衣可以挤出乳沟，可以使自己的胸部看起来更坚挺、更丰满。但过小的胸罩长时间压迫乳房和腋窝处皮肤，使腋窝处脂肪堆积，于是就形成了"假性副乳"。因此，大多数"后天性副乳"是由于肥胖或者穿衣不当造成的。在乳腺外科门诊，经常有女性因为腋下肿块或胀痛不适来就诊，所以女性平时一定要佩戴合适的胸罩，这样就可以避免出现"假性副乳"。女性平时还要注意自查，如果发现腋窝下有不规则的隆起，要及时去正规医院乳腺外科就诊，做双侧乳房和腋窝的B超扫描，获得明确诊断。副乳切除手术并不复杂，但是必须注意的是，未生育或者有生育要求的女性要谨慎选择，因为妊娠、哺乳都会使已经切除的副乳复发。

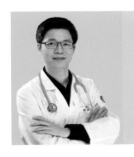

为什么有的女性会有副乳？

下载立方书APP后扫描二维码（或用微信扫一扫）即可观看陈益定医师讲课视频

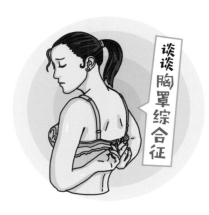

10 谈谈胸罩综合征

在乳腺科门诊，经常有年轻女性诉说自己肩部不适，主要是肩背部酸痛，还有胸闷、头晕、头颈部旋转时有针刺感等问题，经过检查，会发现这些女性的肩背部肌肉有不同程度的劳损，临床上将这类症状称为胸罩综合征。那么，胸罩综合征的病因和发病机制是什么呢？

胸罩综合征的病因在于，长期穿戴尺寸偏小、过紧的胸罩或肩带过窄的胸罩。胸罩尺寸过小，会使乳房血液循环不畅、淋巴液回流受阻，造成乳头内陷、输乳管堵塞、乳房疼痛等症状；过紧的胸罩，容易对胸腔造成压迫，产生胸闷、气短、呼吸不畅等症状，并对心肺功能造成影响；过窄的肩带，就好像肩上勒着一道细绳，长时间的摩擦，会使肩部肌肉过度疲劳，造成肩背部酸痛不适、头晕、头颈部旋转时有针刺的感觉。

胸罩过小，会带来隐忧；胸罩过大，也会带来各种不适，导致乳腺疾病。胸罩过大时，乳房会像没有束缚的兔子一般上下蹿动，会频繁晃动，会跟胸罩发生摩擦，造成乳房皮肤摩擦受伤，甚至皮肤皲裂、老化。过大的胸罩，不能很好地起到支撑乳房的作用，因而长期穿戴会引起乳房下垂，这对于爱美的女性来说，恐怕是很大的打击。

除了胸罩过小、过大可引起的乳房不适外，胸罩的材质选择也很重要。一些化纤材料制成的胸罩，既不柔软也不透气，长时间穿戴这样的胸罩，乳房岂不是要"闷"出病来？所以应该选择柔软、透气性好、吸水性强的棉质胸罩。

有的女性为了保持乳房形状，晚上睡觉的时候也舍不得摘下胸罩。所谓"有张有弛"，乳房一天到晚得不到放松，怎能保持最佳的状态？长期束缚还可能导致乳腺功能紊乱，甚至出现器质性病变，如乳腺增生。

Part 2
如何做好乳房保健？

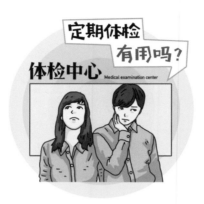

1 定期体检有用吗?

很多女性患者在被确诊为乳腺癌的时候,经常会向我提出各种各样的疑问:"陈主任,我们单位每年都安排职工进行体检的,就在今年五月,我体检的各项指标都正常的呀,为什么现在会查出乳腺癌呢?""医生,去年我的体检报告单上提示我只是有点乳腺增生,建议随访,怎么一年不到就成了乳腺癌了呀?"

……

不仅仅乳腺癌是这样。我有一位朋友,刚刚被诊断为肠癌肝转移。他每年都参加单位体检,就在今年三月,他的某体检中心的体检报告上还写着"一切正常"。前几天因为腹痛、便血,他到我们医院检查,发现已经是肠癌晚期。他的妻子很是愤慨:

"体检有什么用啊?!"

之所以出现这样的问题，是因为不少人都认为自己每年进行常规体检便可高枕无忧了。但事实上，大部分的癌症都会成为常规体检的"漏网之鱼"。就说我这位朋友吧，我问他，体检的时候做大便潜血试验了吗？他说，去体检的时候刚好没有大便，就算了。很多人因为嫌麻烦，也不愿将大便装在大便标本采集管中带去体检中心。我又问他，那你体检时，做外科检查的时候做直肠指检了吗？他说因为自己有痔疮，做这个检查时会很难受，体检时一般都是拒绝的。其实，我这位朋友是有肠癌家族史的，几年前，他的父亲就因为肠癌做过手术。我一直建议他去做个肠镜筛查，但他很纠结，做无痛肠镜呢，担心会发生肠穿孔；做普通肠镜呢，又嫌太痛苦，怕自己忍受不了。他就这么一拖再拖，直到出现腹痛、便血的症状，这时病情已经很严重了。

很多单位每年都会组织职工进行体检，体检项目主要是验血（血常规、生化全套及肿瘤标志物检查），心电图，胸片以及肝、胆、胰、甲状腺等部位的超声检查，胃镜和肠镜都没有被列入常规体检的项目范畴。目前在我国，胃癌和肠癌的发病率仅次于肺癌，分别位于恶性肿瘤发病率的第二、三位，而胃与肠都是空腔脏器，超声是很难发现其病变的。

就说早期乳腺癌吧，单单靠医生的触诊，是很难检查出来的。而常规体检一般没有乳腺钼靶检查这个项目，即便有，有些女性也因为害怕乳房被机器夹痛，或者担心放射线对身体有影响，对钼靶检查望而却步。在很多体检中心，乳房检查属于外科体检的范畴，如果外科体检医生不是乳腺专科医生，就很难发现较小或者位置隐蔽的乳房肿块。而在健康体检的时候，因为需要检查的人太多，很多医生触诊不够仔细，很容易造成漏诊。即便是对于乳腺腺专科医生，要鉴别不典型的乳腺增生与乳腺癌，或质地较硬的乳腺纤维腺瘤和乳腺癌，也是有难度的。常规体检毕竟不是专科检查，侧重点与专科体检有所不同，把疾病的诊断完全寄希望于一年一次的常规体检，是不现实的。乳腺检查，最好选择在月经干净后的7天左右去做。如果在经前期进行体检，会因为乳房肿胀而影响医生的判断。

体检的所有项目都应重视，不要忽略某些项目。体检之后，要对自己的健康问题给予持续的关注和管理。比如，体检查出有乳腺肿块或者乳腺结节的女性，一般医生会建议随访，有些需半年做一次超声检查，有些需三个月做一次超声检查。因为恶性肿瘤的增大非常迅速，体检中发现的一些小小的隐患切莫等闲视之。不要像我前面提到的那位肠癌肝转移的朋友，既不重视家族病史，又因为各种顾虑而一再拖延重要的检查，待到发现疾病时，已到了晚期，后悔都来不及了。

最后总结一下，定期体检是必要的，同时还要根据个人的家族病史、工作环境（比如经常接触放射线、化学药品等）、生活习惯（比如经常熬夜、吃"洋快餐"等）增加必要的检查项目，比如乳腺钼靶检查、胃镜检查、肠镜检查等。平时还要留心注意自己身体的变化，比如每月进行乳房的自检，一旦发现问题，及时就诊，这样就可避免待到肿瘤发展到晚期时才被发现，铸成不可挽回的遗憾。

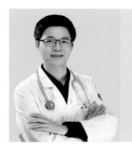

定期体检有用吗？

下载立方书APP后扫描二维码（或用微信扫一扫）即可观看陈益定医师讲课视频

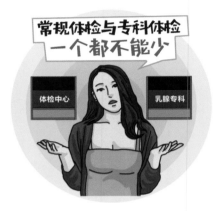

2 常规体检与专科检查，一个都不能少

在门诊中，经常遇到被确诊为乳腺癌的患者带着一脸疑惑问我：

"医生，我每年都做健康体检的，各项指标都正常，为什么现在会查出癌症呢？"

"去年体检时，医生说我只是有点乳腺增生，怎么现在就成了乳腺癌呢？"

"我真想不通，体检时明明说我没事情，为什么现在有事情了呢？"

……

林大姐是一名公务员，今年55岁，她拿出历年体检报告单，一页一页地翻给我开。报告单中,"外科"一栏基本都是写着"双侧乳腺增生"。近几年还新增了乳腺超声检查和肿瘤标志物的检查,结果也都在正常范围内。如果不是穿刺活检有了明确的病理诊断,她是怎么都不会相信,自己竟然得了乳腺癌。

很多人都像这位林大姐一样,以为自己每年进行的常规体检没问题,便可高枕无忧了。而事实上,大部分的癌症都会成为健康体检的"漏网之鱼",这是为什么呢?原因是这样的,举个例子,早期消化道肿瘤筛查最好的方法是胃镜和肠镜,而常规的体检是没有胃镜和肠镜检查的。乳腺癌的诊断也是如此,尤其是早期乳腺癌,肿块很小,体检时,医生的手很有可能触摸不到,或者是因为检查者水平有限、肿块位置隐蔽等原因,单靠常规体检常常难以发现。因此,为预防乳腺癌,必须定期到正规医院乳腺专科就诊,经专科医生临床检查后认为有必要时,再进行乳腺超声检查和钼靶检查。

健康体检不是专科检查,侧重点不同。把疾病的早期诊断完全寄希望于常规健康体检是不现实的。一次体检没问题,不代表身体永远不会出现问题。我们身体的每个器官的状况都在不断发生着变化,有时候一些小的病症会因为某些缘故自己就好了,但是随着年龄的增长,身体各器官都会出现老化,甚至疾病。

选择有资质的体检机构,体检医生的水平就相对高一些,我们身上潜在的问题也就能更多、更早地被发现,这样我们就可以把疾病扼杀在萌芽状态。在拿到体检报告时，还应该积极咨询相关各科室的医生，并将自己的家族病史、生活习惯、食物、药物过敏史、生育哺乳史等信息告知医生，积极配合体检中心的健康管理。医生会结合你个人的生活习惯、家族遗传病史及其他相关指标来分析你的健康状况，并提醒你检查项目是否全面、是否还需要做其他检查等。对于乳腺疾病的体检，每月一次的自我检查非常重要。假如没法做到准确的自我检查，每年必须去找专科医生检查一次。40岁以上的女性，应该每两年做一次乳腺钼靶检查，每年做一次乳腺超声检查。如果检查显示有良性肿块，就需要每三个月或者半年复查一次超声。每次复查，可以对前后病情进行对比，看看肿块是否增大。良性肿瘤一般发展缓慢，一年内也不会有太大变化，但如果是恶性肿瘤，肿块就可能在短时间内迅速增大，这就是为什么医生建议每三个月或者半年随访一次的原因。

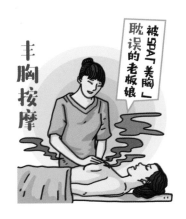

3 被SPA"美胸"耽误的老板娘

有一位家境富裕的老板娘,因为害怕生病、害怕去医院看病总是能拖则拖。不过,这次她真的是拖不下去了。即使穿着冬天的大衣,也能看出她右边乳房肿大得很厉害。她连走路都要托着胸,甚至别人一走近她身边,就能闻到一股腐臭的味道。

这位患者45岁,化着淡妆,穿淡蓝色的羊绒大衣,看上去比实际年龄年轻许多。她老公是开工厂的,儿子在国外留学,她是全职太太,生活轻松惬意。她叹息着说:"我们家人唯一希望的就是我身体好,可惜,偏偏不好。"

她有去美容院做水疗(solus par agula,SPA)的习惯,每周都去。半年前,在做"美胸"项目的时候,技师说她胸部好像有个肿块，推荐她用按摩的方法"化瘀"。每次做完按摩，她都感觉胸部烫烫的，她安慰自己，是治疗起作用了。上个月天气冷，她没有做SPA，自己揉了揉胸部，没想到竟然皮连着肉掉下来一块。她吓死了，赶紧让杭州的朋友帮她去医院挂号。

我准备给她做检查的时候，她很不好意思地说："医生，真是太对不起你了，我身上的气味太难闻了，连我自己都嫌弃自己啊！您先戴上口罩吧。"

我安慰她说："没关系的，我做了二十年医生，碰到比你病情严重的患者多了去了，医生是不会嫌弃患者的。"

当她解开外套，将胸口上缠着的纱布揭开时，一股难闻的气味扑鼻而来，瞬间弥漫了整个诊室。出现在我眼前的，是一个碗口般大小的癌肿，表面已经溃烂，脓血和坏死的组织粘连在伤口上。

"医生，我这病还治得好吗？"这位女患者用几近哀求的语气问我。看得出来，她的求生欲望非常强烈。

我小心翼翼地给她包好伤口，拍拍她的肩膀说："只要你配合我们的治疗，你会好起来的。"

其实这位患者是被美容院的"美胸"保健给耽误的。那些高端、洋气、上档次的美胸SPA广告吹得神乎其神，宣称其"美胸"用品不含任何激素，但是，从科学的角度来讲，如果真的不含激素，那就根本不会起到任何使乳房丰满的作用。大部分的丰胸产品中都含有己烯雌酚、苯甲酸雌二醇等雌激素，长期使用或滥用，会导致体内雌激素水平紊乱，引起乳晕颜色变深、乳房皮肤萎缩或变薄，并且对肝、肾功能也产生不良影响，更严重的还会增加使用者患乳腺癌、卵巢癌的风险。

　　这位女患者如果懂一些医学常识，半年前发现乳房肿块的时候，就应该立即到正规医院的乳腺专科就诊，而不是轻信美胸师的SPA和按摩治疗。如果是恶性肿瘤，按摩只会加速肿瘤发展的进程。

　　写到这里，我不由得感慨，作为一名乳腺外科医生，如果能将科学的知识传播给更多的女性朋友们，像这位老板娘这样的悲剧就不会发生了。

Part 3
揭开乳房疾病的神秘面纱

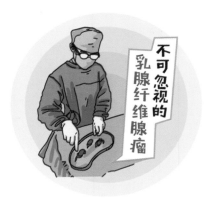

1 不可忽视的乳腺纤维腺瘤

风华正茂的年轻女性体内的雌激素分泌旺盛，雌激素水平较高，而乳房局部组织若对雌激素的敏感性增加，乳腺的上皮组织和纤维组织在雌激素的刺激下，就会发生不同程度的增生，从而形成乳腺纤维腺瘤。

一、临床表现

乳腺纤维腺瘤是最常见的乳腺良性肿瘤，发病率占乳房良性肿瘤的75%，较常发生于18～25岁的年轻女性。乳腺纤维腺瘤是发生于乳腺小叶内纤维组织和腺上皮的混合性瘤，临床上多表现为质地韧，边界清，表面光滑，无压痛，有可活动的圆形肿块。

乳腺纤维腺瘤初期都较小，如果不治疗，肿瘤逐步增大至直径2～3cm后基本稳定。患者通常无明显症状，大多无疼痛或触痛，偶尔可有轻微触痛或胀痛。患者往往在无意中发现肿瘤，肿瘤大小从豆子样到橘子样大小不等，有时多发，双侧乳房多发性肿瘤者并不少见。大多数患者因为洗澡时触及肿块而来医院就诊。

二、分类

乳腺纤维腺瘤一般分为三种类型：

（1）普通型纤维腺瘤

普通型纤维腺瘤最为多见，瘤体小，生长缓慢，直径一般在3cm以下。

（2）青春型纤维腺瘤

青春型纤维腺瘤大多发生在少女月经初潮期，临床较少见，特点为生长较快，瘤体较大，病程进展迅速，一年左右可占满整个乳房，肿块最大直径可达13cm。

（3）巨大纤维腺瘤

巨大纤维腺瘤在中年女性中较为多见，妊娠、哺乳、绝经前后的女性都有可能发生，直径可达10cm以上，偶有肉瘤变，需要引起足够的重视。

三、诊断

触诊是发现乳腺纤维腺瘤的重要方法。最好的检查时机是在女性月经干净后3天左右，因为在这个时候，许多和月经周期有关的乳房肿块都会消失。对于触诊摸到的乳房肿块，乳腺超声检查可鉴别其性质是纤维腺瘤，还是小叶增生或者乳腺癌。乳房钼靶检查主要是看乳房肿块里面的钙化情况。年龄大的患者，其纤维腺瘤可见到斑片状钙化，或轮廓不规则的粗颗粒钙化，这些钙化与乳腺癌的细小密集针尖样钙化不同。磁共振成像（megnetic resonance imaging，MRI）检查因价格比较贵，不作为首选的检查方法，当乳腺超声、乳房钼靶检查不能明确诊断，而患者又不愿意做手术活检时，可以考虑做磁共振成像检查。

症状典型的乳腺纤维腺瘤，医生一般可根据病史、触诊结果和影像学检查结果（如乳腺超声、乳房钼靶检查等）明确诊断，但确诊的"金标准"则是病理检查，就是把手术切除的肿块切片，经处理后，用显微镜观察切片的病理改变。病理检查确定为纤维腺瘤，才算真正确诊。

四、与乳腺癌的鉴别

乳腺纤维腺瘤是最常见的乳腺疾病，诊断乳腺纤维腺瘤并不难，但是早期乳腺癌与乳腺纤维腺瘤有很多相似之处，较小且位于乳腺深部的乳腺癌，其临床表现与乳腺纤维腺瘤很像。而年龄偏大的患者，当其纤维腺瘤的质地较硬时，也很难与乳腺癌相鉴别，因而容易造成误诊。乳腺癌与乳腺纤维腺瘤的性质迥然不同，乳腺癌是恶性的，而纤维腺瘤是良性的，两者的治疗方法与预后也截然不同。因此，一旦发生误诊，后果会很严重。所以，当医生面对一位年龄在40～45岁的乳腺纤维腺瘤患者时，一定要严谨地做好鉴别诊断。在做体格检查时，纤维腺瘤可在医生手指下滑动；超声检查时，纤维腺瘤边界清楚，有包膜；钼靶检查时，纤维腺瘤也是边界清楚。而乳腺癌，医生查体的时候，手指明显感觉肿块不能滑动；超声检查中，乳腺癌包块边界不清，无包膜；钼靶检查中，乳腺癌有毛刺或成簇状小钙化点等特异性表现。因此，40岁以上女性一旦发现乳腺纤维腺瘤，建议手术切除，并做术中冰冻切片检查，以防万一。

五、治疗

手术切除是乳腺纤维腺瘤治疗的主要手段。一般来说，对于直径小于2cm、短期（3～6个月）内增大不明显的肿瘤，可以观察，暂不予手术；但肿瘤直径大于2cm，短期内增大明显的，则需考虑手术切除。40岁左右的乳腺癌高危人群，若发现纤维腺瘤，需尽早手术，或穿刺活检明确诊断，避免误诊和癌变。不宜盲目采用中医药治疗，美容院的乳房保养也只是商家的营销噱头，事实上并不能预防或者治疗乳房纤维腺瘤。

乳腺纤维腺瘤是良性肿瘤，大多数纤维腺瘤完整切除后不会复发。年轻患者可能会在其他部位或邻近原手术区的部位，发生一个或多个新病灶。这种新长出来的肿瘤，与之前的肿瘤是否被切除没有关系，即使之前的肿瘤不被切除，新的肿瘤还是会长出来，那样的话，就可能是多个肿瘤同时存在了。门诊经常有患者担心自己的乳腺纤维腺瘤切除了还会再长，而拒绝手术，这样的想法是不正确的。

乳腺纤维腺瘤切除手术有开放手术和微创手术两种。开放手术切口相对较大，但乳腺专科医生会在遵循乳房的美学、功能并考虑到再次手术的需要等原则下设计手术切口，采用乳晕旁切口或乳房边缘切口，这样术后瘢痕不太明显。微创旋切手术的优点是切口微小，在超声引导下切除肿瘤，而不留下明显瘢痕，美学效果显著。微创旋切手术的主要并发症是术后血肿，少数患者会出现肿瘤复发或者遗漏，特别是直径大于2cm的肿块，因此进行微创手术治疗的患者，肿瘤直径不宜大于3cm。

乳腺纤维腺瘤患者手术后，需要定期复查，一般每3～6个月复查一次。如果病情没有变化，复查的周期可以适当延长至半年到一年一次。如果已经多次手术，而且病理都明确是纤维腺瘤，再发的肿块表现和前几次类似，一般恶性的可能性比较小。在这种情况下，肿瘤较小者可以随访观察；如果瘤体增大明显，则需再次手术治疗。

六、预防

乳腺纤维腺瘤没有明确的预防手段。清淡饮食，尽量多吃新鲜的蔬菜、水果，可以适量饮豆浆、牛奶，少吃烧烤类和油炸类食物。当然，尽量不要吃含雌激素的保健品，因为有些保健品会违规添加雌激素。同时，慎用丰胸产品，因有些丰胸产品违规添加雌激素类物质，以达到使使用者短期内丰胸的目的，但长期使用这类丰胸产品会增加使用者罹患乳腺疾病的风险。女性应每月定期做乳房自检，不同年龄段的女性都应坚持乳房自检，时间宜选择在每月月经干净后3天。

30岁以上的女性，每年到乳腺专科体检一次；40岁以上的女性，每半年到乳腺专科体检一次。女性应正确对待乳腺疾病，不可讳疾忌医。许多小姑娘自己摸到乳房肿块，但羞于启齿，甚至连自己的妈妈也不告诉，等到肿块长到很大了，才去医院看。女性若发现乳房有肿块，应立即找乳腺专科医生检查，并配合医生进行治疗。

尽管乳腺纤维腺瘤是良性肿瘤，但也有恶变的可能，特别是妊娠、哺乳期间瘤体增长很快，或年龄偏大，病程较长，或伴有乳腺增生或多次复发者，应提高警惕，及时就诊，防止病情变化。

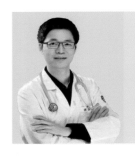

不可忽视的乳腺纤维腺瘤

下载立方书APP后扫描二维码
（或用微信扫一扫）即可观看
陈益定医师讲课视频

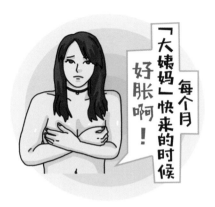

2 乳腺增生——女性如影随形的伴侣

在乳腺专科门诊中，乳腺增生的患者几乎占到门诊患者的一半以上。患者常常自诉乳房疼痛，尤其是月经快要来临的那几天，痛得特别明显。也有的患者是拿着单位的体检报告单来咨询，当她们看到报告单上"乳腺增生""囊性病变"等字眼的时候，心里就会感到恐慌，立刻就会想当然地在乳腺增生和乳腺癌之间画上等号。

调查显示，现在有 70%～80% 的女性有不同程度的乳腺增生。乳腺增生是女性最常见的一种乳房良性疾病，发病率占乳腺疾病的首位。乳腺增生是乳腺结构的紊乱，是因机体内分泌不平衡而引起的生理性反应。当今，很多职业女性面临繁忙的工作、巨大的竞争压力以及繁重的家务、不良的情绪和不合理的饮食结构等，这些都增加了女性患乳腺增生的风险。调查显示，90%的白领女性患有不同程度的乳腺增生。

女性在绝经之前，乳腺受卵巢分泌的雌激素和孕激素的调控，会有周期性的胀痛。雌激素会使乳腺的腺体、腺管增生，而孕激素会促使增生消退，使乳腺复旧，所以乳腺每个月受雌激素和孕激素的调控会有增生和复旧的过程。除此以外，疲劳、心理压力和工作压力等因素也会使女性机体的内分泌状态发生变化。不少乳腺增生患者都会过度恐慌，担惊受怕。事实上，乳腺增生是不需要治疗的，其癌变的概率也很小。

在月经前，乳房有胀痛是正常现象，但是如果在月经前后都有胀痛，就应该到乳腺专科检查，以明确诊断。我建议40周岁以上的女性每年做一次乳腺超声检查，每两年做一次乳腺钼靶检查。对乳房疼痛影响工作和生活的，可以给予止痛药或中成药进行对症治疗。轻度或中度疼痛的也可以自行按摩以缓解症状。

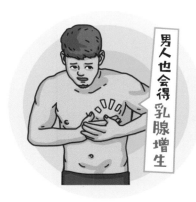

3　男人也会得乳腺增生

有一次，我接诊了一位年轻的小伙子。小伙子25岁，胖乎乎的，患了乳腺增生。当他来就诊的时候，诊室门口等候着的女患者们，都以一种在动物园里看猩猩一般的目光注视着他，甚至于还有一位好心的阿姨冲着他大声说："小伙子，这里是乳腺科，你走错啦！"

这位小伙子在众目睽睽之下尴尬地走进了诊室，我关上诊室的门，笑着对他说："没关系，我们这里是一人一诊室，私密性很好，有什么问题可以慢慢说。"原来这个小伙子的确有乳腺疾病。自从青春期发育后，他的乳房一直没有退化，反而越来越大，害得他不敢穿紧身上衣，不敢出去游泳，不敢去沙滩，平时走路也要轻微躬着腰，生怕别人看到他达到 A 罩杯的乳房。

其实，我的门诊经常会来一些男性患者。从穿着打扮和身体语言上看，这些男同胞们往往有着共同的特征——戴口罩，低着头，面色神情很不自然。

乳腺发育对于少女来说是如同蓓蕾初放般的喜讯，但对于男性，却是异常的征象，会给其带来巨大的心理负担。

其实，男性乳房发育是一种常见病，多见于青春期男性和老年男性。这种病的发病率尚缺乏确切的统计数据。有文献报道，一半以上的男性在青春期都有不同程度的乳腺不适和乳腺发育表现，多数为单侧发育肥大。所幸的是，大多数青春期男性乳腺发育一般都会在一两年内逐渐消退，并不会持久。而老年男性乳房肥大，发病率则高达57%。这与老年男性基础代谢下降、合并其他疾病（如肝脏、泌尿系疾病等）及长期服用某些药物有关。引起男性乳腺发育的病因目前还不完全清楚，通常认为与性激素的失衡关系密切。当男性体内雌激素水平增高，或者乳腺细胞对雌激素的敏感性增高，就会促使乳腺细胞肥大和增生，表现为乳房体积增大，并出现疼痛等不适症状。当然，雄激素不足或雄激素受体缺陷、泌乳素增高等也会导致男性乳腺发育。除此以外，睾丸、甲状腺、肾上腺、肝脏等疾病也可能引起雌激素水平增高。还有一类常见的病因，就是药物的不良反应，比如治疗胃病的西咪替丁、甲氧氯普胺，利尿剂螺内酯，抗高血压药物，抗结核药物异烟肼、利福平等。

在此需要特别提醒男性朋友们的是，有的男性乳腺发育是由于其他脏器的恶性肿瘤所引起的，比如肺癌、肾上腺癌。因此，对于男性乳腺发育，我们也需要提高警惕，不要遗漏这些疾病信号。

部分肥胖的男性，常常因为乳房脂肪堆积而表现为乳房体积高耸，形似于男性乳房发育，其实这是"假性男性乳房发育"，只需做个超声检查，看看有没有腺体发育就可以鉴别。

另外，需要指出的是，尽管男性乳房通常不会发育，但是男性也是有乳腺细胞的，这些极少量的乳腺细胞也可能发生恶变。通常认为，男性乳腺癌的发病率大约是女性的百分之一。因此，我们在倡导女性每个月自我检查乳房的同时，也要提醒男性，如果发现乳房发育，也不能忽视。生活中，男性普遍缺乏"男性也可能发生乳腺癌"的认知，因此常常较晚才发现乳房肿块，或者因为羞于就诊，导致确诊时疾病已到晚期，常已出现淋巴结转移。

对于男性乳腺发育，原则上是对因治疗。如果能找到具体的病因，首选针对病因积极治疗。但半数以上的病例，难以找到确切的病因，因此会给治疗带来困惑。对个别乳房过于肥大者，如乳房直径大于4cm，并对患者心理产生不良影响者，可考虑手术治疗。关于手术，我们倡导尽可能采用美观和微创的方法，手术切口尽量隐蔽，还男子汉的"坦荡胸怀"。最近我做了一例男性发育乳腺切除手术。患者的一侧乳房直径达到5cm，给他的工作和生活带来了严重困扰。为了美观，手术通过环乳晕造口，在2～3cm的切口内操作，较为完美地隐藏了手术瘢痕，患者又可以自信地在沙滩边展示他男性胸肌的魅力了。

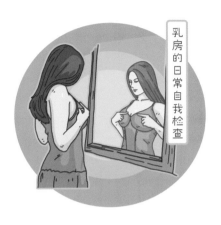

乳房的日常自我检查

4 寻找乳腺癌的蛛丝马迹

如今，乳腺癌已经成为严重威胁女性健康的恶性肿瘤之首，全球平均每13分钟就有一位女性死于乳腺癌。随着乳腺癌发病率的不断升高，乳腺癌死亡率也在逐渐上升。在"谈癌色变"的今天，如果我们自己能够早一点发现乳腺癌的迹象，尽早去找乳腺专科医生明确诊断，那么乳腺癌就可以被扼杀在摇篮中了。例如零期乳腺癌，其治疗只需做一个小小的肿块切除术，而无须化疗，患者不必经受太多痛苦。那么如何寻找乳腺癌的蛛丝马迹呢？

一、每月一次自我检查，及时发现乳房异常

女性需要了解乳房的生理结构以及常见疾病的病理表现，学会自检，以及尽早捕捉可疑的危险信号，防患于未然。自检的要点是"一看，二触，三对比"。

1. "一看"

乳房自检的方法是：脱去上衣，对着镜子，双手自然下垂，放于身体两旁，再将双侧上肢缓慢上举，观察乳房的形态改变，包括乳房的轮廓，看是否有局部的皮肤隆起、凹陷、橘皮样改变或乳头的回缩，以及乳房表面的皮肤是否有红肿等。

2. "二触"

用摊平的手指指腹（即掌面）轻柔地在乳房上和腋下做地毯式触摸，切记不可用手抓捏乳房。在门诊中遇到很多女性因为没有掌握自检的要领，用手抓捏乳房，误以为乳房里都是肿块，而忧心忡忡，茶饭不思。

右手检查左乳，左手检查右乳。检查乳房有无肿块、硬结、增厚或腋下淋巴结肿大。最后轻轻地挤一下乳头，观察是否有乳头溢液。

（1）指法：触摸时，四指并拢，手掌平伸，用最敏感的食

指、中指、无名指的指腹末端按顺序轻扣乳房。

（2）检查顺序：顺次触摸乳房的外上、外下、内下、内上区域，然后触摸乳房中间的乳头及乳晕区。

（3）乳房自检时容易犯的错误：自检时不可用手指抓捏乳腺组织，否则会把抓捏到的乳腺组织误认为是肿块。

（4）乳房自检时容易疏忽的部位：由于乳房的外上部分可延伸到腋下，因此腋下部位检查时也不能忽略。

（5）乳房自检时应注意双手配合：小的肿块不容易被触摸到，自检时可用左手托住乳房，右手扪查。乳房下部的肿块，常被下垂的乳房所掩盖，因此检查乳房下部时可以采用平躺的姿势，或者用一只手托起乳房，用另一只手进行检查。

3. "三对比"

自检时，双手叉腰，观察双侧乳房大小、形态是否对称，乳头位置是否在同一水平线上。

自检的最佳时间，应在月经干净后的7天左右。因为这段时间是乳腺受激素影响最小，腺体组织处于静止期，便于触摸。月经前，乳腺组织受卵巢激素的影响而增生肥厚，处于充血状态，并伴有压痛和胀痛，容易误诊或漏诊。女性除了学会乳房的自我检查，更重要的则是定期到医院进行专科检查，包括专科医生的体检以及相关的辅助检查，如乳腺彩色多普勒超声（简称彩超）、钼靶检查、磁共振成像检查等。

二、警惕乳腺癌的蛛丝马迹，发现问题及时就诊

1. 乳房肿块

很多女性在洗澡时无意间摸到乳房肿块。在年轻女性中，肿块多半是纤维腺瘤；在中年女性中，肿块则多半是乳腺增生。引起乳房肿块的疾病有很多，若发现了乳房肿块，需要到专科医生那里进行进一步诊断。在此再次提醒女性朋友，乳房自检时不要用手抓捏乳房，以免把捏起来的乳腺腺体误当作是肿块，引起不必要的恐慌。

2. 腋下肿块

腋下摸到肿块，有这几种可能：副乳、副乳肿物、肿大的淋巴结等。在临床中，因为触摸到的腋窝淋巴结肿大，而恐慌就诊的人，大多数都没有乳腺疾病。尤其是体型瘦的人，很容易摸到腋窝淋巴结。需要引起重视的是单侧进行性增大的腋下淋巴结，遇到这种情况，必须及时去乳腺专科就诊。如果摸到全身多个部位淋巴结肿大，还需要去血液科或肿瘤科就诊。

3. 乳房颜色改变

有一种比较少见的乳腺癌，叫炎性乳腺癌，它可以引起乳房

皮肤颜色的变化，如乳房皮肤出现潮红、暗红。这种乳腺癌很容易被误诊为乳腺炎症。与乳腺炎症不同的是，它不会引起患者高烧，患者的白细胞计数通常也不会升高，而且使用抗生素治疗无效。一旦发现这种情况，一定要去乳腺专科就诊，取得病理诊断予以证实。

4. 乳房上出现"酒窝"

前面讲乳房结构的时候，我们了解到，在乳腺腺体与皮肤之间存在悬韧带。这个悬韧带就像是我们搭帐篷使用的支架，用以支撑乳房的结构，以保持乳房的丰满。当乳腺疾病侵犯到这个"支架"，就会使之收缩，引起乳房皮肤凹陷，形成"酒窝"样表现。出现这样的现象，通常是提示乳腺内存在浸润性乳腺癌，或者乳腺炎症。

5. 乳房上出现"橘皮"

乳房皮肤的真皮内有很多淋巴管，这些淋巴管可收集乳房内的淋巴液，然后将淋巴液汇集到乳晕下淋巴管网，再流向腋窝、内乳区等处的淋巴结。如果肿瘤细胞侵犯并堵塞这些淋巴管，就像河道被堵塞一样，出现淋巴液回流受阻，皮肤就会出现水肿，而毛囊处皮肤由于被牵拉的缘故，就会在乳房表面形成许多小小的凹陷，就像橘子皮一样。因此一些炎症导致的乳房皮肤水肿或局部晚期乳腺癌导致的皮肤水肿都会造成橘皮征。

6. 乳头、乳晕湿疹

有一种特殊类型的乳腺癌，叫作乳腺湿疹样癌，又叫Paget's病。这种癌就像湿疹，在乳头、乳晕处出现皮肤瘙痒、脱皮、糜烂、渗液或破溃等症状，基本上都是在单侧乳头、乳晕发生，病情反复，容易被误诊为湿疹。如果出现单侧乳头、乳晕湿疹样症状，并且按湿疹治疗无效时，就需要高度警惕乳腺湿疹样癌的可能。

7. 乳头内陷

有一些女性是先天性的乳头内陷，多是双侧乳头都内陷，这个问题不大。但是，假如自己原先没有乳头内陷，忽然有一天发现自己的某一侧乳头出现内陷（这种情况称之为继发性或后天性内陷），那就要予以高度重视了。这种后天性的乳头内陷，与前面所说的乳房"酒窝"引起的原因相似，乳头内陷是在发生乳房炎症或乳腺癌时，乳房导管、韧带、筋膜受到牵拉所致。而且，在内陷的乳头后方或旁边不远处，可能会摸到肿块，如果这个肿块不红也不痛，那就很有可能是乳腺癌了。

8. 乳头溢液

偶尔发现乳头有清亮的、乳汁样的溢液，那是正常现象。如果乳头溢液是血性的，比如鲜红、粉红、棕色、咖啡色、黑色这一类的溢液，就提示乳腺导管内可能长了肿瘤，肿瘤引起导管内出血，血从乳头流出来。乳头溢液，通常是女性在洗澡时挤压乳房和乳头发现的，或是在洗胸罩的时候，发现有血性污迹。一旦发现这种情况，应尽早就医。

如果每一位女性朋友都加强自我防范意识，尽早发现乳腺癌的蛛丝马迹，并及时就医，乳腺癌就不再可怕了。

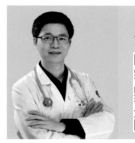

乳腺癌的早期征象

下载立方书APP后扫描二维码
（或用微信扫一扫）即可观看
陈益定医师讲课视频

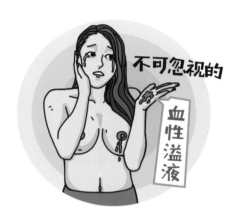

5 不可忽视的血性溢液

蒋女士是一位律师，29岁。她结婚一年，尚未怀孕。有一天，她突然发现自己的胸罩上有血性液体，用手挤压乳头，发现右侧的乳头有一个孔会挤出几滴血性液体。开始，她还以为是早孕的征兆，上网查了一下才知道，早孕是不会出现这种情况的。她观察了一周，月经来了，确认没有怀孕，她就去当地一家医院就诊。医生看过她的情况之后，诊断为乳腺增生，给她开了将近三个月的中药进行治疗。3个月内，蒋女士没有感觉自己的乳房有疼痛或不舒服的感觉，但血性溢液仍然有。又过了一段时间，血性溢液的量比之前多了，乳晕旁边摸上去似乎有肿块。她意识到问题严重了，赶紧到我们医院的乳腺专科来就诊。经过详细的问诊和乳房视诊，然后又做了溢液涂片检验，抽血化验了泌乳素，之后又做了乳管镜检查，发现溢血的导管内有占位性病灶，初步诊断为乳腺癌。她立刻住院接受了手术，切除了病灶，病理切片检查证实为导管内癌，而且已经浸润了。她不得不再一次接受右乳切除术，而且5年内不宜怀孕。

很多女性在洗澡时摸到自己乳房上有肿块，都会很警惕，但是出现乳头溢液，则往往不会引起注意。其实，有部分早期乳腺癌最初的表现就是乳头血性溢液。女性朋友在每次换洗胸罩的时候，应细心观察一下，如果发现胸罩上有淡淡的血迹，一定要尽早到医院的乳腺专科就诊。乳头有血性溢液，有可能是导管内乳头状瘤（癌前病变），也有可能是乳腺癌。不管是哪一种情况，都需要做手术进行病理检查。

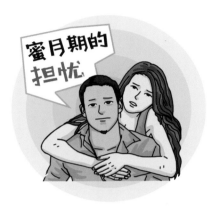

6　蜜月期的担忧

一位二十多岁的女患者来我这里看病。她说，有一天她在洗澡时无意中摸到左侧乳房有个圆圆的东西。她开始没在意，过了几天，她新婚的丈夫也摸到了这个小东西，用手一推，它还会移动，问她有没有痛的感觉，她说没有。这时候她才有些担心了，在丈夫的陪同下来医院检查。我先给她做了乳房触诊，的确触到一个鸽子蛋大小的肿块，质地偏硬，表面光滑，与周围组织没有粘连，活动性比较好，用手指能推移。我给她开了超声检查，结果显示，她的左乳外上象限有一个直径大约2.5cm的肿块。综合分析，我考虑这个肿块是乳腺纤维腺瘤。我告诉她，最好的治疗方法就是手术切除。

她一听要手术，一下子就哭了，她问："一定要手术吗？难道吃药不行吗？"我非常理解这位刚刚处在蜜月期的新娘最担心的就是手术后万一在胸部留下难看的瘢痕，我耐心跟她解释，现在可以做微创手术，几乎看不出手术瘢痕。

一周后，我给她做了手术。病理结果出来后证实，的确是乳腺纤维腺瘤。后来她又来门诊随访过两次，特地来感谢我，说她丈夫看不出她做过手术，她感觉自己依然完美。后来，她怀上了宝宝。最值得一说的是，手术并没有对她的哺乳造成影响。

在我的门诊中，年轻姑娘患乳腺纤维腺瘤的很多，当我建议她们手术时，总有人不理解地问："不是良性肿瘤吗？不能吃药治疗吗？为什么非得挨一刀呢？"关于这个问题，目前医学界比较一致的看法是：乳腺纤维腺瘤是一种不能通过药物治愈的疾病，至于需不需要立刻手术，还要仔细分析后再做决定。比如，20岁左右的未婚女性，如果腺瘤较小，就不宜立即手术，应以临床观察为主；如果像刚才那位蜜月期的新娘那样，腺瘤比较大，就应在妊娠之前手术；如果是在妊娠期或哺乳期新出现的腺瘤，那么首先应该观察肿块的生长情况，对于迅速增大的肿块，应立即手术；如果是35岁以上的女性发现纤维腺瘤，特别是绝经后的女性新发现的腺瘤，应立即手术切除，并做术中冰冻切片检查，明确肿块的性质。

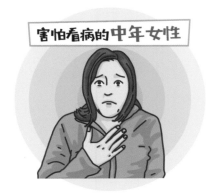

7 一位害怕看病的中年女性

王女士今年四十岁，她来医院门诊看病那天的情景，我还有印象。她瘦瘦高高的，戴着眼镜，挂了挺靠前的号子，却一直躲在其他患者后面。等到叫到她的号子时，她在外面徘徊了很久，才和老公一起进来。做体格检查时，我让她解开衣服，她很犹豫，侧着身子解开内衣，只露出一条缝，我只瞥了一眼，就觉得不对，她整个右边乳房已经发紫了，皮肤也像干瘪的橘子皮一样皱起来。

我跟她说："从外观来看，你这个乳房可能有肿瘤，而且比较晚期了，你要做好准备。"这位患者听后立刻抽泣起来，问道："我要死了？"

"那倒不至于，让你做好准备，是做好治疗的准备，即使确诊为乳腺癌，也不要怕。"

她情绪平复下来，告诉我，两年前她就发现乳房有肿块，但她不敢多想，怕万一是乳腺癌，就没多少时间可以活了，家里人怎么办？工作怎么办？能拖就拖吧。

我带着责备的口气跟陪伴她就诊的老公说："你老婆身体这样了，你怎么不早点带她来看？"

"医生啊，说起来我也很痛苦。我老婆已经有两年不准我碰她了，连手也不能碰！我怎么能发现她这样了？到医院来，还是她叫我来的，我都不知道她挂的什么号子。"她老公年纪有点大，看上去很老实。

这位女士后来被诊断为乳腺癌晚期，肿块直径有5.6cm，肿瘤细胞已经转移到骨头。她当天就住院了，做了一个多月化疗，待病灶缩小后又做了手术，切除了半个乳房。

最初发现乳房肿块时不好好治，等到乳房都溃烂了，才来医院，真是令人惋惜啊！

乳腺癌患者的心情往往很复杂。乳房对女性来说很重要，有些人为了好看，拖着不看病，尤其是年轻的乳腺癌患者，她们比年龄大的患者更怕看病。其实，如果能早治疗，乳腺癌根本不算绝症，乳房也可以保留。

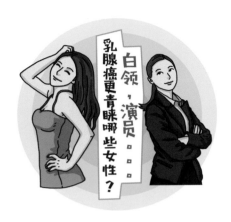

8　乳腺癌更青睐哪些女性？

　　一提起乳腺癌，很多女性朋友都会觉得无比的恐惧，因为乳腺癌不仅折磨着女性的身体，还摧残着女性的心理，晚期乳腺癌甚至还会危及女性的生命，摧毁一个幸福的家庭。虽然现代医学在不断发展进步，诊断技术也越来越先进，治疗手段也越来越丰富，但全球每年仍然有50万人死于乳腺癌。

　　乳腺外科门诊中最多的就是恐癌患者，她们当中很多人是因为周围的亲戚、朋友、同事、邻居得了乳腺癌，于是也怀疑自己是否有患乳腺癌的可能。她们经常会问："医生，我是不是属于乳腺癌的高危人群呀？怎样才能不得乳腺癌呢？"的确，了解哪类人群更容易患乳腺癌，这一点非常重要。临床研究表明，以下几类人群患乳腺癌的概率相对要高一些。

1. 有乳腺癌家族史的女性

有乳腺癌家族史的女性患乳腺癌的概率比其他女性高2~3倍。因此，对于家族中有乳腺癌患者的女性来说，应该时时提高警惕，定期检查乳房，以便早发现、早治疗。

2. 月经初潮来得早、绝经迟的女性

月经初潮年龄小于12岁，绝经年龄大于55岁的女性，也是乳腺癌的高危人群。

3. 大龄单身女性和晚婚晚育的女性

如今，城市里的大龄单身女性越来越多。这些女性并非真的嫁不出去，她们通常都受过高等教育，有一份不错的收入，对另一半的期望较高，但是"优质"男人有限，所以她们宁愿选择独身，也不愿意在婚姻上屈就。在一线城市工作的女性，通常工作压力大，再加上居高不下的房价和高昂的教育费用，使得很多女性不愿意生孩子。虽然结婚、生育对于人的一生来说也许不是必需的，但是对于女性健康来说，却很有必要。在妊娠期，女性体内会产生大量的孕激素，它能很好地保护女性的乳腺健康。但是，如果不生育，或者超过35岁才生育，体内较高的雌激素持续

刺激乳腺上皮细胞，乳腺癌发生率就会增高。

4. 长期使用外源性雌激素的女性

如今，生活条件好了，很多女性为了保持美丽的容颜，会服用一些保健品，使自己像电视广告里的美女一样，皮肤"细腻、红润、有光泽"。很多年轻女性还喜欢使用丰胸产品。殊不知这些保健品或丰胸产品大部分都含有雌激素。当这些雌激素进入女性的身体，就会影响本来正常的激素水平，这样就会增加患乳腺癌的风险。

5. 工作压力大的女性

有一个非常典型的例子。我有一个患者，她是无意间摸到乳房上的肿块来就诊的，结果被确诊为乳腺癌。她是重点高中的数学老师，平时在学校的工作压力就很大。因为她是从外地引进的优秀教师，在杭州按揭买了房子，每个月要交房贷，正好有一家课外培训学校聘请她去教课。她想，收入高了，还房贷的压力就减轻了。于是，她几乎是每天晚上以及寒暑假的每一天都在培训学校里教课。没时间做饭，就经常叫外卖。钱是赚了不少，很快就还清了房贷。然而不幸的是，她得了乳腺癌。她冷静地反思了一下，意识到是自己的休息时间太少了，脑子里总是想着赚钱、还房贷，给自己的压力太大了。再加上一日三餐几乎都是吃快餐和速成食品，蔬菜摄入明显不足。此外还缺乏必要的体育锻炼。假如时光可以倒流，她说，她就会选择"悠着点"。

6. 患某些疾病的女性

一般来说，如果曾经患过非典型乳腺导管增生或小叶增生的女性，发生乳腺癌的风险就会增加。另外，有过卵巢癌、子宫内膜癌等病史的女性，患乳腺癌的风险也会增加。

7. 有不良生活习惯的女性

我们经常看到媒体报道，某位女明星患乳腺癌香消玉殒，不免为她们唏嘘哀叹。为什么乳腺癌总是青睐女明星？因为明星不仅工作压力大，而且拍电影、电视剧要赶时间，熬夜是常事。长期熬夜会破坏我们正常的生物钟，影响体内激素的分泌，增加乳腺癌的发生风险。

除了以上这些因素，现代职业女性在面对职场竞争、人际关系、婚姻家庭、子女教育、赡养老人等方面都可谓"压力山大"。压力大了，不良情绪就会随之而来，导致神经系统和内分泌系统功能失调，就可能增加患癌的风险。

如果你属于上述几种情况之一，那就一定要多关注自己的健康，养成良好的生活习惯，学会减压，积极进行自我调节，在合适的时间结婚、生育，并坚持9个月以上的母乳喂养，这样你患

乳腺癌的风险会大大降低。最后，请记住最重要的一条，就是
——定期检查乳房。

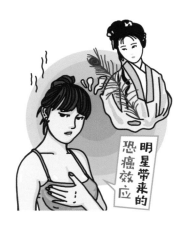

9 明星带来的恐癌效应

在我二十年的从医生涯中，印象最深的就是两次因明星得乳腺癌而死亡引发的乳腺门诊爆棚的经历。虽然，在我们这样的大学附属医院平时的工作状态下，乳腺外科门诊医生永远都是忙得几乎连喝口水、上趟洗手间的时间都没有，而在那段时间，每个医生平均一个半天要接待120位患者，甚至更多，这样的工作量确实让医生们感觉"压力山大"！

第一次高峰是在2007年5月，87版电视剧《红楼梦》里饰演林黛玉的著名演员陈晓旭，因患乳腺癌而香消玉殒。消息传开，全国一片哗然，继而一片哀叹。正如《葬花吟》中所云："天尽头，何处有香丘？"陈晓旭仅仅42年的短暂人生，让无数喜爱她的观众见证了红颜薄命的万般遗憾。一时间,女性朋友们纷纷开始关注自己的乳腺健康,感觉乳腺癌简直就是红颜杀手,在短短一年时间里就夺去了陈晓旭的生命。陈晓旭为什么会患上乳腺癌?在门诊中,有无数女性朋友带着这样的疑问。

首先,我们来分析一下,陈晓旭为什么会得乳腺癌?陈晓旭本身的气质与《红楼梦》中的林黛玉神似,所以她能把林黛玉那种多愁善感、伤春悲秋的性格特征演绎得惟妙惟肖,使后人难以超越。她入戏太深,以至于人生如戏。虽然她退出演艺圈投身商界后,取得了很大成功,成为一名杰出的女广告人,外界盛传其身价过亿,但是,她没有经历过普通女人怀孕、生育的幸福。最让人惋惜的就是,她在确诊为乳腺癌之后,固执地排斥西医。病情加重的时候,她选择了皈依佛门,直到生命垂危的时候,还拒绝医治。她对疾病的态度真的让一般人难以理解。

第二次高峰就是在 2015 年 1 月 16 日,著名歌手姚贝娜因为乳腺癌复发,在北京大学深圳医院去世。翻翻姚贝娜的个人简历,可以推断出姚贝娜罹患乳腺癌之后的情况:2011 年,她做了乳腺癌手术之后蛰伏一年,2012 年 6 月复出。随后的 2013 年和 2014 年,她参加了众多活动,活动尤其集中在 2014 年的 4、5、6 三个月。由此,我们不难发现,姚贝娜在得病后,身体没有得到很好的休养,工作量反而逐年增加。显而易见,工作压力大和过度疲劳是导致她乳腺癌复发的主要诱因。这种超负荷的工作量,一般的健康人都难以应付，更别提接受了乳腺癌手术后的姚贝娜了。

明星们的英年早逝给人们敲响了健康的警钟，同时，媒体铺天盖地的报道，带给了乳腺癌患者以及广大女性朋友无尽的恐慌，大家一窝蜂地跑到医院去做检查，医生们在门诊工作量超过了极限的时候，连最重要的乳腺临床检查都来不及仔细做，难免会出现误诊或者漏诊。其实，女性朋友们不必过于恐慌，如何防范乳腺癌，得了乳腺癌又该怎么办？这个问题其实很简单，大家只需记住这24个字——关爱自己，定期检查，排除风险，无需恐慌，科学抗癌，勇敢面对！

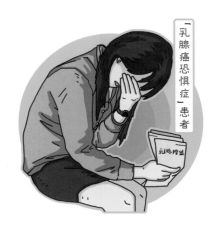

「乳腺癌恐惧症」患者

10 有"乳腺癌恐惧症"的中年女子

一位四十岁出头的女子带着一脸焦虑的神情走进诊室，她告诉我，自从单位体检时她查出双侧乳腺增生及左乳有个小结后，她就一直惶恐不安，以为乳腺增生就是乳腺癌的癌前病变，去了很多医院检查，医生都说要做手术。我经过仔细的问诊和查体，耐心、细致地查看她在别的医院做的超声报告单后，明确诊断她的疾病为"乳腺增生"，无需手术。但她仍然很紧张，反复询问："要不要做手术？会不会变成癌？要不要吃点药？"在解释病情的时候，我说了一句非常通俗易懂的话："育龄妇女有乳腺增生，就像男人有前列腺肥大一样正常，每年随诊就可以了，不用过于担心。"这位女士终于卸下了恐癌症的包袱，迈着轻快的步伐走出了诊室。

乳腺增生目前比较被认可的发病原因是女性卵巢激素水平失衡。乳腺增生分为单纯乳腺增生和不典型增生两类。

我们乳腺外科门诊中大约有90%的患者都是单纯乳腺增生。女性只要没有绝经，都可能出现这个问题，尤其是30～50岁的女性。单纯乳腺增生的主要临床表现为乳房疼痛、腺体局限性增厚、结节和肿块。如果患者是中年女性，发现乳房有肿块的话，我会非常仔细地问诊，除了做体格检查之外，我还会让她们去做乳腺超声和钼靶检查，仔细审慎地分析判断，究竟是不是乳腺癌。

乳腺癌与乳腺增生如何鉴别呢？以下三个方面可帮助大家对这两种疾病进行区分：

（1）乳腺疼痛和乳腺肿块大小的变化与月经周期有关者，就是乳腺增生；乳腺癌的肿块一般没有疼痛的感觉，而且肿块也不会随着月经周期变化。

（2）乳腺增生病程长，发展慢，3个月或者半年随访一次的话，一般不会有太大变化。有的患者乳腺增生疼痛比较厉害，影响到日常工作和生活，我会适当地开一些药物缓解疼痛，止痛药对于乳腺增生患者效果较好，而对乳腺癌患者则相反。

（3）乳腺癌的肿块坚硬，与周围粘连；乳腺增生的肿块坚韧，但是不硬，与皮肤及深部组织不粘连，有一定的活动度。

在所有乳腺增生患者中，不典型增生者大约只占5%。肿瘤的形成一般会经过连续渐进的几个阶段，是较长时间演变的结果。不典型增生是一种癌前病变，癌前病变并不等同于癌，只是发展成为癌的可能性较大。所以，年龄在40岁以上、大龄未婚未育的、有乳腺癌家族史的乳腺增生患者，一定要警惕，平时做好自我监护，定期到医院随访。如果发现乳腺肿块，尽早做肿块切除，并做病理切片检查，明确诊断。

对于乳腺增生患者，心理上的治疗也非常重要。就像我遇到的这位频繁做超声检查的患者，因为缺乏对此病的正确认识而过度紧张、焦虑，影响了正常的工作和生活。有的患者还会出现失眠、神经衰弱等症状，这样就会加重内分泌失调，进而加重乳腺增生。"有时治愈，常常帮助，总是安慰"，作为乳腺外科医生的我，对美国医生特鲁多的名言有格外深切的体会。

乳腺增生会发展成乳腺癌吗？

下载立方书APP后扫描二维码（或用微信扫一扫）即可观看陈益定医师讲课视频

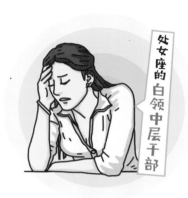

11 处女座的白领中层干部

这是一位52岁的女患者，她在同事的陪伴下走进了我的诊室。给她做体格检查的时候，看到她右侧乳房外上象限有个明显的"酒窝"，我心里一沉，不用再做超声或者钼靶检查就知道，这是乳腺癌！而且估计已经发生了淋巴转移。我脑子里斟酌着，该如何跟患者说呢？每一次遇到乳腺癌患者，我的心情总是无比沉重。如果直截了当地告诉她"你得的是乳腺癌"，她能承受吗？

好在那天患者不多，她的同事显然也猜到了她得的是乳腺癌，于是我问她的同事："你们平时工作压力大不大？"同事告诉我："张科长工作压力很大的。"张女士是一所重点学校的总务科长，负责食堂的工作。因为学校是寄宿制，学生的一日三餐都在学校吃。张女士接上话题："是的，压力很大。学生的健康问题是重中之重，不能有半点马虎。负责食堂工作，压力是很大的。"她的同事告诉我，就在前几天，学校食堂的刀豆没有煮透，很多学生出现了食物中毒的症状。张科长的手机24小时不能关机，半夜里也要接电话。处女座的张女士是个完美主义者，总想把工作做得尽善尽美，时间久了，晚上失眠是常有的事。因为工作忙，身体上的小病痛她一般都是能拖则拖，这次是单位的同事硬拉着她来医院的。

当知道自己得的是乳腺癌，她没有像很多女患者那样痛不欲生，仿佛遭遇晴天霹雳一般。她带着疑惑问我："两周前我们学校组织统一体检，我的各种血液指标都在正常范围呀，肿瘤标志物的指标也都正常呀。"我问她："你外科检查有没有做乳房的触诊？"她不好意思地说，因为外科体检是个男医生，只检查了脊柱和甲状腺，乳房检查和直肠指检就放弃了。

张女士就是一个典型的乳腺癌患者的例子。她工作压力大，经常处于焦虑状态，医学知识懂得不多，又不重视临床体检，一旦发现症状，就已是浸润性乳腺癌。

张女士经过手术、化疗和内分泌治疗后恢复了健康。现在她每年来门诊随访一次，精神状态很好，已经过了五年生存期了。

再举一个例子。一位大学女教师每月坚持做乳房自我检查，有一次她发现异常后，立刻就去找乳腺专科医生做检查，检查后被诊断为乳腺癌，但是因为疾病处于早期，不用化疗，这就大大减轻了她身体上的痛苦和经济上的负担。

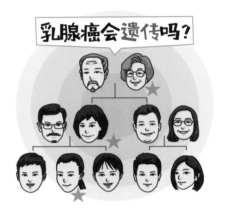

12 乳腺癌会遗传吗?

乳腺癌的发病与家族病史有着密切的联系。亲代患有乳腺癌,那么其后代患乳腺癌的风险会明显增加。如果父亲患有乳腺癌(虽然男性发生乳腺癌的概率很低,但这种情况仍然存在),其子女患乳腺癌的概率同样会明显增加。因此,了解乳腺癌与家族病史的关系是很重要的。

一般说来,乳腺癌在直系亲属间遗传的可能性很大。如果家族中不止一人患乳腺癌,就应该警惕是否为遗传性乳腺癌。我曾经在2011年接诊过一家五姐妹中四个患乳腺癌的病例。如果母亲在停经前患乳腺癌,那么女儿患乳腺癌的概率会比其他女性高出2~3倍。如果家族中有乳腺癌病史,那么就应该尽早去医院做检查，以便早发现、早治疗。如果母亲或姐妹在停经前得了双侧乳腺癌，那么女儿或妹妹得乳腺癌的概率就会较大。如果母亲年龄较大时才患乳腺癌，并且家族中只有她一个人患乳腺癌，那么其遗传的概率就比较低，家人就不必过度担忧。

根据2001年 *The Lancet*（中文译名《柳叶刀》）杂志上的数据显示，乳腺癌患者的一级亲属（指父母、子女以及同父母的兄弟姐妹）与一般人群相比，患乳腺癌的风险通常要高出2倍，而且其第二代患癌症的平均年龄较一般人群可提前约10年。研究表明：绝经前患乳腺癌的患者，其一级亲属患乳腺癌的风险比一般人群要高出3倍；绝经后患乳腺癌的患者，其一级亲属患乳腺癌的风险比一般人群要高出1.5倍；双侧乳腺癌患者，其一级亲属患乳腺癌的风险比一般人群要高出5倍；绝经前患双侧乳腺癌的患者，其一级亲属患乳腺癌的风险比一般人群要高出5倍；绝经后患双侧乳腺癌的患者，其一级亲属患乳腺癌的风险比一般人群要高出4倍。所以，请记住这两个关键词：绝经前、双侧乳腺癌。

遗传性乳腺癌具有早发性、家族聚集性、多中心病灶等特点。一个家族中如果出现了乳腺癌患者，其遗传方式并不是直接遗传给下一代亲属而导致乳腺癌，而是与遗传易感性有关，也就是说，在更多的情况下遗传的只是癌症易感性（即易感基因），所谓遗传易感性，是指在相同的生活条件下的人群中，有的个体更容易发生癌症的倾向。

常见的乳腺癌易感基因有BRCA-1和BRCA-2，其中较为人们所熟知的是BRCA-1基因。在遗传性乳腺癌患者中，45%的患者携带该基因，另外还有患者携带Li-fraumeni综合征基因、PTEN基因和P53基因等。BRCA-1基因异常占家族性乳腺癌患者的20%～30%，占所有乳腺癌患者的3%～5%。BRCA-1是最早被发现的乳腺癌易感基因，在有乳腺癌家族史的女性中，15%～20%存在BRCA-1突变；同时具有乳腺癌和卵巢癌家族史的女性，突变比例会更高，可达60%～80%。女性BRCA-1突变基因携带者一生中发生乳腺癌的风险高达60%～80%，并且突变基因携带者被诊断为乳腺癌的平均年龄为42岁，比一般的人群年龄要提早很多。

现在，医学上可通过基因检测的方法，来检测你的体内是否有乳腺癌的易感基因。2013年5月，我们非常熟悉的美国好莱坞明星安吉丽娜·朱莉就是因为检测出带有BRCA-1基因，为了避免罹患乳腺癌，做了预防性双侧乳腺切除。切除后，她患乳腺癌的概率从原来的87%下降到了5%。

所以，对于有乳腺癌家族史的人群来说，可以考虑做一个基因检测。这种基因检测是通过查找你体内乳腺癌的易感基因，从而确定你发生乳腺癌的概率有多大，然后针对不同个体，进行个性化的生活保健指导、用药指导等，真正做到早知道、早预防，规避不利因素。目前，乳腺癌的基因检测还只有在北京、上海等大城市开展，而且也不是常规的体检项目。

　　当然，乳腺癌的发生、发展，不是单由一个基因决定的，而是由一系列基因和环境因素共同作用的结果。根据流行病学研究显示，女性月经初潮早、绝经晚、没有生育、堕胎、服用避孕药等因素，都与乳腺癌的发生密切相关。

　　我建议有乳腺癌家族遗传史的女性朋友，在20岁以后每年做一次乳房检查，并且养成每月在月经干净以后的3～7天里做乳房自检，以便尽早发现病情。

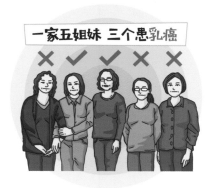

13 一家五姐妹，三个患乳癌

我曾经在门诊接待过来自义乌的五姐妹，她们的年龄在40岁至60岁之间，却有三个人相继查出了乳腺癌，还有一个虽然没得癌，但也得了多发性乳腺纤维腺瘤。

这家姐妹乳腺癌如此高发，会不会是家族遗传基因的问题？

2005年，五姐妹中最小的妹妹先发病，当时她只有32岁，生过孩子没几年，单位体检时发现乳腺癌，全家人都很惊讶。很快，她在医院接受了乳腺切除手术。不久，在复查时，医生又发现她有卵巢病变，为保险起见，又给她切除了双侧卵巢。"那时，没人知道这个病还跟遗传有关系，更不知道我们姐妹都可能得这个病。"姐姐回忆起来，特别感慨。

2012年10月，退休在家的二姐，摸到胸部一个肿块，检查后也被确诊为乳腺癌。四姐今年47岁，今年5月发现早期乳腺癌，肿块直径只有1cm，刚刚做了手术。

我告诉她们，她们三姐妹都患乳腺癌，是有原因的。家族中出现3位乳腺癌患者，基本可以确定她们患病的原因与BRCA-1基因突变有关。做一个基因检测很简单，抽5毫升静脉血，提取基因组脱氧核糖核酸（deoxyribonucleic acid，DNA），采用高灵敏度的高通量测序技术，通过生物信息学分析，7周后就可以知道检测结果。

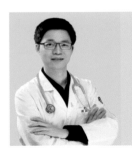

乳腺癌会遗传吗？

下载立方书APP后扫描二维码
（或用微信扫一扫）即可观看
陈益定医师讲课视频

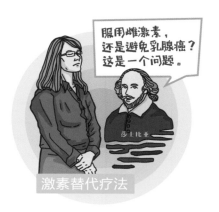

14 激素替代疗法患者的纠结

　　李老师是一位高校教师,她52岁绝经后,因为身体不适,需要服用雌激素治疗。但她有乳腺癌家族史,她的母亲是因乳腺癌去世的,因此她一直很纠结,是服用小剂量的雌激素提高生活质量?还是为了避免发生乳腺癌的可能性而痛苦地生活?对此,她咨询了很多专家,翻阅了很多专业书籍,最终还是难以选择。于是,她成了我门诊的常客。每一次,我都耐心地听她倾诉这个"艰难的选择",就像莎士比亚的经典剧作《哈姆雷特》中的台词:"生存?还是死亡?这是一个问题。"对她来说,就是"服用雌激素,还是避免乳腺癌?这是一个问题。"

　　激素替代疗法(hormone replacement therapy,HRT)的利与

弊，一直是极富争议和探讨意义的话题。

女性步入围绝经期，首先感到的是身体出现的一系列变化，比如，月经开始不规律，经常突然冒出一身大汗，还会出现面色潮红、心慌、肠胃不适、骨痛、阴道干燥等症状；其次是情绪和心境的变化，会变得特别容易激动、敏感多疑、失眠、记忆力减退、性欲下降等；此外，来自家庭、事业等各方面的因素，总会让围绝经期女性觉得"压力山大"。

HRT通过补充外源性雌激素，来帮助女性缓解上述的围绝经期症状。但是，任何一种治疗方法都有其利弊，就像一把双刃剑，作为医生，只能权衡利弊，跟患者耐心沟通，最终找到一种最适合患者的方法。

如今，越来越多的知识女性注重生活质量的提高，在围绝经期既想使用HRT来改善身体的不适症状，又不想增加罹患乳腺癌的风险，因此在我的门诊中像李老师这样的患者很多，她们的一个共同点就是——纠结。在我们国家，绝经前后的女性在乳腺癌患者中占的比例最高，所以绝经前后的女性需要格外重视乳腺检查，尤其是接受HRT的女性，更是需要定期监测乳腺的健康状况。

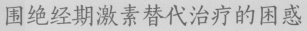

围绝经期激素替代治疗的困惑

下载立方书APP后扫描二维码
（或用微信扫一扫）即可观看
陈益定医师讲课视频

Part 4
解读乳腺影像学检查

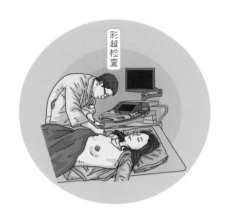

1　彩　超

在乳房疾病的诊断中，临床检查很关键，有经验的乳腺专科医生常常通过问诊和体格检查就能初步诊断。但是对于一些临床表现不典型的早期乳腺癌，或某些特殊类型的乳腺癌，医生容易忽视而导致漏诊或误诊。因此，对于有乳腺癌高危因素，或有可疑体征的患者，应进一步做乳腺影像学等检查，以帮助明确诊断和早期发现乳腺癌。

乳腺彩超检查是一种有效、简便、经济、无创的检查方法，已被作为乳腺肿块的常规检查项目。乳腺彩超对致密型乳腺中的肿块的分辨力比乳腺钼靶检查强，诊断准确率更高，是乳腺钼靶检查的有效补充。乳腺彩超对乳腺囊性病变的诊断更为准确，还可以检测腋窝下、锁骨上以及胸骨旁淋巴结有无转移可能。彩超结合 B 超观察乳腺肿块血供情况，可提高彩超检查的敏感性，如乳房肿块伴血流丰富，则提示肿块有恶性的可能。

在医院做完乳腺影像学检查（彩超、钼靶、磁共振成像等检查），拿到报告单后，你会注意到，在报告单上往往都可以看到一串字母：BI-RADS 分级。后面会跟着Ⅰ，Ⅱ，Ⅲ，Ⅳ，Ⅴ，Ⅵ（或 1，2，3，4，5，6）等数字符号。我在门诊的时候，经常有女患者拿着单位的体检报告来问："这个 BI-RADS Ⅲ 级是什么意思？是不是很严重？"很多女性朋友看到这个就紧张了。其实，BI-RADS 是指美国放射学会的乳腺影像报告和数据系统（breast imaging reporting and data system）的缩写。

BI-RADS 分级标准被广泛应用于乳腺的各种影像学检查中，如钼靶 X 线摄影、彩超、磁共振成像等，是用来评价乳腺病变良恶性程度的一种评估分类法。BI-RADS 分级法将乳腺病变分为 0～6 级，一般来说，级别越高，恶性的可能性越大。

下面就给大家介绍一下乳腺彩超 BI-RADS 分级的解读方法。

（1）BI-RADS 0：需要其他影像学检查（如乳腺 X 线检查或磁共振成像检查等）进一步评估。在多数情况下，超声检查可对乳腺进行全面评估。当超声作为初次检查时，如果有下列情况则需要进一步做其他检查：一种情况是超声检查发现乳腺内有明显的病灶而依据其超声特征又不足以做出评价，此时必须借助乳腺

X线检查或磁共振成像检查；另一种情况是临床有阳性体征，如触及肿块、浆液性溢液或乳头溢血、乳腺癌术后及放疗后瘢痕需要明确是否复发等，超声检查无异常发现者，也必须借助乳腺X线检查或磁共振成像检查对乳腺进行评估。

（2）BI-RADS 1：阴性。临床上无阳性体征，超声影像未见异常，如无肿块、无结构扭曲、无皮肤增厚及无微小钙化等。

（3）BI-RADS 2：良性病灶。基本上可以排除恶性病变。根据患者的年龄和临床表现，可每6～12个月随诊一次。如单纯囊肿、乳腺假体、脂肪瘤、乳腺内淋巴结(也可以归类为1类)、多次复查图像无变化的良性病灶术后改变及有记录的经过多次检查影像变化不大的结节。

（4）BI-RADS 3：可能良性病灶。建议短期（3～6个月）复查乳腺彩超并做其他相关检查。超声发现明确的典型良性超声特征，如实性椭圆形、边界清、平行于皮肤生长的肿块，很大可能是乳腺纤维腺瘤，它的恶性概率小于2%，如超声诊断结果能够同时得到临床、乳腺X线检查或磁共振成像检查的印证则更佳。新发现的纤维腺瘤、囊性腺病、瘤样增生结节（属不确定类）、未扪及的多发复杂囊肿或簇状囊肿、病理明确的乳腺炎症及恶性病变的术后早期随访都可归于此类。

（5）BI-RADS 4：可疑的恶性病灶。此级病灶的恶性可能性为2%～95%。对于此类即建议行组织病理学检查：细针抽吸细胞学检查、空芯针穿刺活检、手术活检提供细胞学或组织病理学诊断。超声声像图上表现不完全符合良性病变或有恶性特征者均归于此类。目前可将其划分为4A、4B和4C。4A类更倾向于良性可能，不能肯定的纤维腺瘤、有乳头溢液或溢血的导管内病灶及不能明确的乳腺炎症都可归于该类，此类恶性可能性为3%～10%；4B类为难以根据声像图来明确良恶性的病变，此类恶性可能性为11%～50%；4C类提示恶性可能性较高，此类恶性可能性为51%～94%。

（6）BI-RADS 5：高度恶性可能，应积极采取适当的诊断和处理措施。超声声像图恶性特征明显的病灶归于此类，其恶性可能性≥95%，应开始对患者进行积极的治疗，予经皮穿刺活检（通常是影像引导下的空芯针穿刺活检）或手术治疗。

（7）BI-RADS 6：已经活检证实为恶性。此类为活检已证实为恶性，但还未进行治疗者。主要是评价活检后病灶的影像学改变，或监测手术前新辅助化疗后病灶的影像学改变。

当然，诊断一个疾病的过程绝非这样简单，还要根据专业医生的临床经验进行综合分析，所以，患者拿到报告单后切不可自作主张，必须要请教专业医生，才能得到正确的指导。

超声检查对身体是没有损伤的，可以反复检查。对于乳腺组织紧密者而言，应用超声检查是很有价值的。超声检查的准确率为80%～85%。

不过，超声检查也存在一定的局限性，如检查者的主观性较强；对于簇状钙化灶的识别能力比较差，容易漏检。因此，临床上需要结合多方面的检查来确诊乳腺癌。

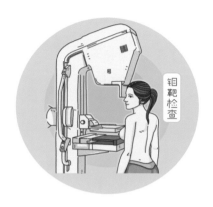

2 钼靶X线摄影

对于乳腺癌，尤其是病灶很小，临床上难以摸到的早期癌，乳腺钼靶X线摄影（简称钼靶）是有效的检查方法，国内已将钼靶检查广泛应用于40岁以上女性乳腺癌的筛查。钼靶检查的射线剂量较小，致癌危险性接近自然发生率。钼靶X线穿透性较弱，便于区别乳房内各种密度的组织，可发现较小的肿块，并可以较为清晰地观察肿块的形态和结构。乳腺癌的X线表现为密度增高的肿块影，边界不规则，或呈毛刺状，有时可见密集成簇的细砂粒样钙化点。

由于以上特点，乳腺钼靶检查被作为乳腺癌筛查的首选检查。不过对于致密性腺体，还需要做乳房超声或磁共振成像检查作为补充。

类似于乳腺彩超BI-RADS分级，乳腺钼靶检查也有BI-RADS分级，其解读方法如下。

（1）BI-RADS 0：需要召回（recall）以补充其他影像学检查、进行进一步评估或与前片比较。常在普查情况下应用，作为最终诊断仅用于需要对比前片的情况。推荐的其他影像检查方法包括局部加压摄影、放大摄影、特殊投照体位和超声等。在我国，一些妇女乳房内脂肪较少，实质丰富，乳腺组织缺乏自然对比，可采用其他影像学方法（如超声、乳腺X线断层摄影和磁共振成像等）进一步检查，也可将其归为0类。

（2）BI-RADS 1：阴性，无异常发现。乳腺是对称的，无肿块、结构扭曲和可疑钙化可见。恶性的可能性为0。

（3）BI-RADS 2：也是"正常"的评价结果，但有良性发现，如钙化的纤维腺瘤、皮肤钙化、活检或术后的金属夹及含脂肪的病变（积乳囊肿、脂肪瘤及混合密度的错构瘤）等。乳腺内淋巴结、血管钙化、植入体及符合手术部位的结构扭曲等亦归为此类。总体而言，并无恶性的X线征象。恶性的可能性为0。

（4）BI-RADS 3：只用于几乎可能确定的良性病变。有很高的良性可能性，放射科医师期望此病变在短期（小于1年，一般为6个月）随访中稳定或缩小来证实他的判断。这一类的恶性可能性为0～2%。包括不可触及的边缘清楚的无钙化的肿块、局灶性不对称、孤立集群分布的点状钙化。对此类病变的常规处理为首先进行X线摄片短期随访（一般为6个月），6个月后再常规随访12个月至2年以上，连续稳定2～3年可将原先的3类判读（可能良性）定为2类判读（良性）。如果短期随访后病灶缩小或消失，可以直接改判为2类或1类，随后常规随访。

（5）BI-RADS 4：广泛运用于绝大部分需要介入性诊断的影像发现。其恶性的可能性为2%～95%。可再继续分为以下3种情况。

4A：其恶性的可能性为2%～10%，包括需要介入手段干预但恶性可能性较低的病变。对活检或细胞学检查为良性的结果比较可以信赖，可以常规随访或6个月后随访，此类病变包括一些可触及的、部分边缘清楚的实性肿块，如超声提示的纤维腺瘤、可扪及的复杂囊肿或可疑脓肿。

4B：其恶性的可能性为10%～50%。需要对病理结果和影像表现进行严格对照，良性病理结果的决策取决于影像和病理对照的一致性，如果病理结果和影像学表现符合，且病理结果为具有排他性的典型良性病变，如纤维腺瘤、脂肪坏死及肉芽肿性病变等，则可进行观察；如穿刺病理诊断结果为乳头状瘤、不典型增生等，则进一步的切除活检是必需的。

4C：更进一步怀疑为恶性，但还未达到5类那样典型的一组病变，其恶性的可能性为50%～95%，此类中包括边界不清、形态不规则的实性肿块或新出现的微细线样钙化，此类病理结果往往是恶性的，对于病理结果为良性的病例，需要与病理科协商，做进一步的分析。

（6）BI-RADS 5：高度怀疑恶性（几乎肯定的恶性），临床应采取适当措施。这一类病变的恶性可能性≥95%。常为形态不规则星芒状边缘的高密度肿块、段样和线样分布的细小线样和分支状钙化、不规则星芒状肿块伴多形性钙化。

（7）BI-RADS 6：已活检证实为恶性，应采取积极的治疗措施。用来描述活检已证实为恶性的影像评估。主要是评价先前活检后病灶的影像学改变，或监测术前治疗后病灶的影像学改变。

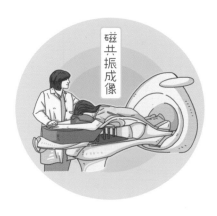

3　磁共振成像

乳腺磁共振成像（MRI）检查无放射线损伤，是乳腺超声检查和钼靶检查的重要补充。MRI、乳腺钼靶和超声检查一起应用，是诊断乳腺癌的利器。MRI对发现乳腺微小病灶、评价病变范围有优势，但不能替代标准的乳腺钼靶和彩超检查。MRI检查对发现乳腺病变有较高的敏感性，特别是对钼靶X线片诊断较为困难的致密型乳腺、乳腺多发性病变、乳腺癌术后纤维瘢痕与局部复发的鉴别、隆乳术后观察假体的位置、假体有无逸漏或并发症、乳腺后方组织内有无肿瘤，以及鉴别良恶性肿瘤等有一定的诊断价值。MRI对乳腺癌胸壁侵犯及胸骨后、纵隔、腋淋巴转移的评价，优于其他影像学检查方法。

但是乳腺 MRI 检查有一定的禁忌证：①妊娠期妇女。②体内装有起搏器、外科金属夹子等铁磁性物质及其他不得接近强磁场者。③幽闭恐惧症患者。④有钆螯合物过敏史的患者。另外，由于正常乳腺组织强化在月经周期的分泌期最为显著，因而推荐 MRI 检查尽量安排在月经周期第 2 周（第 7～14 天）进行。

乳腺 MRI 结果的解读方法如下。

（1）BI-RADS 0：需要进一步影像评估。一般 MRI 检查后较少用这个级别，但在一些特殊的情况下，如建议使用合适的扫描技术再做一次 MRI 检查、建设结合外院的乳腺 X 线检查和超声检查结果，或建议结合患者既往乳腺病史进行分析等情况下时，可以用这个级别。

（2）BI-RADS 1：阴性。

（3）BI-RADS 2：良性病变，如无强化的纤维腺瘤、囊肿、无强化的陈旧性瘢痕、乳腺假体，以及含脂肪的病变如油性囊肿、脂肪瘤、错构瘤等。无恶性征象发现。

（4）BI-RADS 3：可能是良性病变，建议短期随访，恶性的可能性非常低（小于 2%）。良性可能性非常大，但需要通过随访确认其稳定性。较可疑者可 3 个月后随访，一般是 6 个月后复查。

（5）BI-RADS 4：可疑恶性，要考虑活检。不具有乳腺癌的典型表现，但不能排除乳腺癌的可能性，建议做活检，此类病灶的恶性可能性为 2%～95%。

（6）BI-RADS 5：高度怀疑恶性，应进行临床干预（恶性可能性≥95%）。

（7）BI-RADS 6：已活检证实为恶性，但是还是需要再做扩大手术的病例，MRI检查的目的是评估是否有残存病灶。

Part 5
医者心声

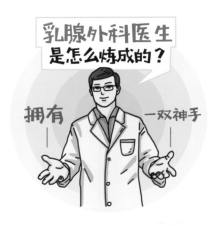

1 乳腺外科医生是怎么炼成的？

当我们神圣地宣誓成为一名医生的时候，我们都牢记着"健康所系，性命相托"的誓言。高尚的职业情操，是医生严格服务于治病救人这一崇高使命的保证，也是给患者治好疾病的重要条件。

每次在门诊，当我的面前坐着一位位患了乳腺疾病的女性朋友，看到她们脸上写着的痛苦和焦虑，我就有一种深深的责任感和使命感。给患者看病，首先要诊断患者得了哪种疾病。正确的诊断建立在对患者的临床查体、影像学检查和病理活检等综合分析的基础之上。

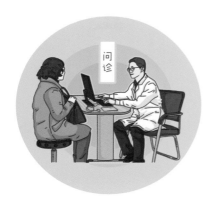
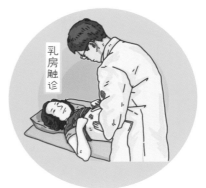

　　在门诊时，我不仅要认真细致地为患者做检查，聚精会神地审阅超声检查结果，看钼靶X线摄影片、计算机体层扫描（computerized tomography，CT）片、MRI片，还要与患者进行耐心的沟通与交流，仔细询问患者的家族史、生育史、哺乳史、月经周期、饮食习惯等与乳腺疾病发生相关的因素，对这些因素进行综合分析判断，最终作出诊断。临床查体是医生的基本功，对于乳房疾病，医生的手一摸，大致上就有一个判断。影像学检查让医生能够"透视"患者的乳腺，穿过皮肤和正常的腺体，来观察局部的病灶。一旦怀疑病灶有恶性的可能，医生会对病灶进行不同方式的活检，并进行病理检查，以明确病灶的性质，达到诊断疾病的目的。

　　近年来，乳腺癌患者的人数不断增加，门诊中有许多对乳腺癌有恐惧症的女性，我时刻牢记美国医生特鲁多的名言"有时治愈，常常帮助，总是安慰"，耐心倾听患者的主诉，仔细检查患者的乳房，作出准确的诊断，让她们可以放心地回家或者让她们得到及时的治疗。乳腺癌如果能早发现、早治疗，预后会非常好，因此我的注意力必须高度集中，才能最大限度地避免误诊与漏诊。

乳房是女性非常关注的器官，也是体现女性美的器官，作为乳腺外科医生，我们每天要给很多患有良性肿块的患者做手术，我首先想到的是，不要让患者因为手术而留下任何的阴影，所以在手术前，我会先和患者沟通，根据肿块的位置和患者的情况，预计手术切口的位置、长度及今后瘢痕的形状等，看她能否接受和认可。在手术中，我尽量避免使用电刀，而是利用组织解剖间隙进行分离，尽可能减少对乳腺组织的损伤，减少术后并发症。

乳腺癌的治疗，是一个长期而系统的过程，治疗的手段包括手术、化疗、放疗、内分泌治疗和靶向治疗。乳腺科医生必须了解和掌握全部的治疗手段，给患者制订最合适的治疗方案。同时，医生还必须不断地了解国际上的各种临床试验的结果，将其运用到临床，使患者得到个体化、精准化的治疗。

乳腺癌患者的预后相对较好，很多患者可获得长期生存，因此术后随访非常重要。乳腺外科医生要对患者进行全程管理，比如什么时候该复查、该吃什么药、生活中要注意些什么、出现问题了该怎么办等等。医生要像患者的朋友，照顾到她们的点点滴滴。乳腺外科医生不光要治疗疾病，而且要拯救患者的乳房，因此更加要求乳腺外科医生有艺术家的审美眼光，在给患者祛除病痛的同时，还要维护或者重建一对美丽的乳房，使患者保持女性的魅力。

随着临床经验的日渐丰富和临床技能的不断提高，我对自己的这份职业也有了更多的理解和热爱。如果把女性一生中乳房的变化过程比作是一部交响乐，那么，出生到青春期之前，可以说是序曲；青春期作为第二性征的乳房发育是第一乐章；妊娠期和哺乳期就是最优美、最丰富的第二乐章，此时乳房的功能得到充分的体现；更年期是第三乐章；最后是第四乐章，女性逐渐变得衰老。乳腺癌，则是女性生命乐章中的不谐和音，作为一名乳腺外科医生，我的任务就是消除不谐和音，帮助女性奏响完美的生命乐章！这是我努力的方向，也是我不懈的追求！

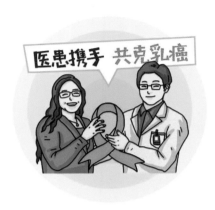

2　医患携手　共克乳癌
——乳腺外科医生对构建和谐医患关系的思考

在医患关系紧张的当下，做医生常常有如履薄冰之感。作为一名乳腺外科医生，我每天会接触到各种各样的乳腺癌患者。乳腺癌是一种很特殊的疾病，它不但会威胁到女性的生命，而且还关系到女性的完美与尊严。很多乳腺癌患者在忍受着身体病痛的同时，心理上还要承受来自家庭、社会等各方面的压力。

每周四下午是我的名医门诊时间，按照医院的要求，每个专家半天限号20个，可是我觉得，每一位前来就诊的患者都不容易，她们常常跟我说："陈医生，挂您的号太难了，网上抢号总是抢不到，能不能帮我加个号？"有很多患者是从外地赶来杭州就诊的，挂不上号就会特别着急。所以我每次都会给患者加号，平均每次门诊要看近五十位患者。从下午1:30开始，不喝水，不离开诊室一步，马不停蹄地看，最快也得看到下午六七点钟，有时候直到晚上九点多，还有患者在等着。在我的门诊患者中，有些是辗转了多家医院之后依然没有得到明确诊断的，有些是乳腺癌复发转移的。我很理解患者们焦虑的心情，我要对每一位前来就诊的患者负责，耐心地倾听患者的主诉，做细致的临床体格检查，还要仔细地看她们的B超检查报告和钼靶片，最大可能地避免误诊和漏诊，给每一位患者一个明确的诊断，或者让她们放心地回家，或者让她们尽快得到治疗这些事情。接诊每一位患者，都要在短短的十几分钟时间内做完这些事情，这并非易事。大多数来就诊的患者文化程度不高，跟她们交流、沟通起来比较费力，而且交流时不能用医学术语，要用通俗易懂的语言。比如，乳腺外科门诊中最多的就是乳腺增生的患者，因为缺乏医学常识，她们往往会很恐惧，误以为乳腺增生就是乳腺癌的癌前病变，我会告诉她们："育龄期妇女有乳腺增生，就像男人有前列腺增生，是一样的道理。"当患者做完了所有必要的检查，最终被确诊为乳腺癌的时候，我们医生要充分尊重和维护患者的知情权和选择权，要体恤患者的痛苦，同情患者的困难，尊重患者的想法，打消患者的顾虑，努力让患者得到最有效的治疗。

乳腺癌虽然是一种治愈率很高的恶性肿瘤，但是患者还是要经历手术、化疗、放疗和内分泌治疗等，要承受身体上的痛苦和经济上的负担。作为一名医生，首先要有过硬的技术，将患者的痛苦降到最低限度，同时还要善于与患者沟通。

乳腺癌是一种很复杂的疾病，手术以后，医生要根据病理报告提供的信息，对患者进行一系列后续治疗。在住院患者中，常常会有患者提出各种各样的疑问，比如："同样是乳腺癌，为什么隔壁床位的病友要服用内分泌治疗药，而我没有这个药？是不是医生忘记了？"前几年，人表皮生长因子受体-2（Her-2）阳性的乳腺癌患者为了提高生存率需要用一种靶向治疗药物，当时这种药还没有列入医保，患者治疗一年需要花费人民币三十万左右，这对于普通家庭来说的确是很大的负担。曾有一位来自农村的患者说："什么八项治疗、六项治疗，你们医院就知道骗钱！这病俺不治了！"近些年来，医患关系变得越来越紧张，这其中，除了社会因素，我们医生也需要做一些思考，也许我们对患者还缺乏同理心。作为医生的我们，对患者应该多一些人文关怀，想一想我们跟患者的沟通是否有效，我们是否耐心倾听了患者的诉求，是否关注到了患者提供的信息？

这些年来，我们乳腺中心每个季度定期开展"让爱延续"患者健康教育活动，组织住院的乳腺癌患者及其家属听专家讲讲乳腺癌的各种类型、怎么解读病理免疫组化报告、激素受体阳性的患者需要服用哪些内分泌治疗药物、Her-2阳性的患者为什么需要用靶向治疗等。患者的医学知识增加了，医生解释治疗方案的时候就不像以前那么困难了。我们乳腺中心还建立了"让爱延续"微信群，为医患之间架起了沟通的桥梁，医患之间相互信任，患者对治疗的依从性才会更好。在我们的患者中，有一些是文化层次较高的，她们会在微博上分享自己在治疗过程中的经历和经验。比如乳腺癌腋窝淋巴结清扫手术后造成的上肢水肿，如何通过锻炼的方式尽快恢复上肢功能；化疗药物的副作用该如何减轻等。我们医生也能不断地从患者的感受中获知治疗是否有效，并及时调整治疗方案，解决治疗中遇到的新问题，这是年轻医生尽快提高临床水平的一个很好的途径。也有一些热心的患者出院之后在群里分享她们抗癌的经历，鼓励其他患者积极治疗，早日回到工作岗位。

电影《滚蛋吧，肿瘤君》中的医生有这么一句让观众印象深刻的台词："我负责治病，你负责相信我！"我们医生要真心尊重患者、关爱患者，善于与患者沟通、交流，不断更新知识，提高自己的医疗技术水平，这样一定能够构建和谐的医患关系，医患携手，共克乳癌！

Part 6
患者心声

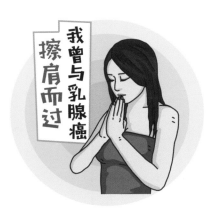

1　我曾与乳腺癌擦肩而过

　　我第一次感受到对乳腺癌的恐惧，是在1991年的夏天。那时，我刚刚教完一届学生，即将迎来一个轻松的暑假，新婚不久的我，开始憧憬着当母亲。

　　同事走进办公室，带给大家一个很悲痛的消息——学校里有三位女教师被确诊为乳腺癌，已经住院了。于是，跟同事结伴去医院探望患者，第一次倾听乳腺癌患者的经历——

　　A老师35岁，生完孩子才六个月。B老师41岁，女儿刚上初中。她们是趁着学校放暑假的空闲时间，两人相约一起去门诊做乳腺肿块的切除手术，没想到，门诊手术10天之后病理切片检查出来的结果是恶性的，当时家庭电话还没有普及，医院立刻通知学校，让她们马上住院准备手术。C老师52岁，心脏有些问题，她是在心内科做例行检查的时候发现左乳有肿块，医生建议她去做穿刺活检，结果证实是恶性肿瘤。病房里三位同病相怜的老师，诉说着她们的不幸遭遇。她们胸口缠着绷带，不断有血水流入引流瓶。手术切除乳房，只是万里长征走完了第一步，之后的化疗，比手术更痛苦。伴随化疗而来的是脱发、恶心、呕吐、浑身无力。B老师受不了化疗的痛苦，放弃了治疗，半年后肝转移去世了。C老师办了病退，渐渐地淡出了我们的记忆。只有A老师，还继续在学校工作，她一直坚持治疗，跟乳腺癌抗争，直到儿子十八岁考上大学那年，因脑转移去世。

"女人最不能得的病就是乳腺癌！我就是个反面典型，结婚晚，所以生孩子晚，再加上月子里得了急性乳腺炎，不得不断奶，现在想起来真是后悔莫及啊！"我跟A老师在同一个办公室，跟A老师沟通和交流的主题总结起来就是——怎样才能不得乳腺癌？

出生于50年代的A老师，赶上了上山下乡，幸运的是1977年恢复高考后，出生于知识分子家庭的她，在父母的鼓励和支持下一直坚持不懈地复习功课，连考三年，终于考进了师范大学中文系。大学毕业后一心投入教学工作，是晚婚、晚育的典范。她在肿瘤科住久了，再加上又善于总结，因此她给了我许多的忠告：

第一，一定要在30岁以前生孩子；

第二，一定要自己喂奶9个月以上；

第三，一定要定期自查，发现有肿块，立刻去医院找专科医生做检查，切不能因为工作耽误了健康！

每次我和A老师结伴去学校浴室洗澡的时候，她总是用一块大大的浴巾把自己的右侧身体遮掩起来，我曾经好奇地想看一看她那不对称的身体，却被她婉言谢绝了，她说："把丑陋的一面展示给他人是不道德的。"曾经爱美的她，再也不愿跟女同事们一起去百货商店选购衣服。看到学校教学楼大厅里的那面大镜子，她总是绕道走。她因为手术时做过淋巴结清扫，右臂在黑板上写板书总是很费力。跟放弃化疗，英年早逝的B老师，以及提前退休，放弃工作，回避同事的C老师相比，我很敬佩A老师对于家庭的责任感，以及她面对疾病的乐观和勇气。

因为耳闻目睹同事的不幸遭遇，使我更加重视乳房的健康。当我成为母亲，我有足够的乳汁来哺育我的女儿，我庆幸自己在怀孕期间对乳房做了精心的护理和哺乳的充分准备，因此在哺乳期我的乳汁分泌十分顺畅，从未出现乳汁淤积的情况。在哺乳期，我们母女之间仿佛心有灵犀，任何时候，只要我一抱过女儿，心念刚动，乳汁就会自动喷涌出来。在我的精心哺育下，女儿一天一天地长大，她吸吮乳汁的经验也日渐老道，当她吸空了一只乳房，就会自动去寻找另一只。每当我看着女儿贪婪吸吮时的可爱模样，就会想起意大利文艺复兴时期的画家达·芬奇的名画《哺乳的圣母》。我常常想起，在哺乳时，录音机里播放着轻柔舒缓的钢琴曲或者小提琴曲，我怀抱着女儿，随着旋律轻轻摇晃，内心祈求上苍，将我的血肉化作涓涓细流的乳汁涌向乳房吧！等女儿吸吮完毕，我也顿时感觉如释重负。没有乳汁淤积，就能远离乳腺炎的烦恼。女儿吃饱喝足，安心睡觉的间隙，我也能忙里偷闲捧一本我喜爱的英文小说慢慢阅读。感谢国家政策给予我这样的独生子女母亲的关爱，九个月的哺乳生活中我过得优哉游哉！我想我的女儿一定得益于我这样的早教，她热爱音乐，热爱文学，热爱一切美好的事物。最重要的是，我们母女感情深厚，且没有代沟，这让很多同龄妈妈无比羡慕！

随着时光的流逝，我对乳腺癌的恐惧也渐渐地消散了。

没想到，在我41岁那年，我自己竟然也有了一次与乳腺癌擦肩而过的经历——

2008年秋季刚开学，我们这个才200多员工的学校，在体检中就查出两个乳腺癌和一个甲状腺癌。一时间，女士们人人焦虑，自检、互检、做钼靶、做超声，然后相互交流有无肿块，边界是否清楚、血流信号是否明显、钼靶片上有无密集的钙化点，我也成了学校"恐癌症"患者中的一员。40岁出头的女人了，担负着多重角色——学生心目中的好老师，丈夫的贤内助和女儿的好母亲，母亲的孝顺女儿和婆婆的贤惠媳妇。有一个健康的身体，不仅是对自己负责，也是对家人负责。想到这些，我终于下决心抽出时间，走进医院，挂了乳腺专科，准备做超声筛查。然而，一走进诊室，丝毫没有心理准备——恭候我的，竟是一位30多岁的男医生！每一位就诊的女士，无一例外要走到布帘子里面去，"把胸罩解开"，医生讲话的语气如同"把病历拿来"一样自然，但我见此情景却落荒而逃。我一边安慰自己：我不属于乳腺癌高危人群，我的生活方式自然、健康，我每天骑车上班，步行上楼，坚持素食为主，拒绝垃圾食品，我在25岁黄金生育年龄生养我的女儿，并坚持哺乳9个月以上。但是，我转念一想，好不容易下定决心到医院做检查，总不能因为门诊是位男医生就打退堂鼓吧。于是我去找了我的朋友，一位被我称为"医学百事通"的心内科专家。当他知道我最近患上了"乳腺癌恐惧症"，就开始给我上课——

过去10年，全世界乳腺癌发病率年增8%，每10个美国妇女当中就有一个罹患乳腺癌，但随着"勤查早治"意识的增强和治疗技术的进步，使乳腺癌患者的生存率提高了20%。40～45岁是中国女性乳腺癌的高发年龄段。"早发现、早诊断、早治疗"对乳腺癌防治来说至关重要。乳腺超声能在乳腺物理检查的基础上，发现更细微的病变，了解乳腺增生情况、血管走向和血流丰富程度等，但对微小钙化的检测敏感性不如乳腺钼靶X线摄影。所以，同时运用乳腺钼靶X线摄影和乳腺超声两种手段进行检查，可提高乳腺癌的早期诊断率。……40岁以上的女性需要"每月一自检，半年一排险，每年一体检"……

听了朋友的一番教育，我又回到了乳腺科门诊。不仅做了乳腺超声检查，而且第一次鼓起勇气做了传说中犹如"上夹刑"一般的钼靶X线摄影检查。身为一名60后，我们从小接受的教育给了我们一些根深蒂固的观念，对于身体隐私部位的体检，还是更愿意找女医生。当我很委婉地跟朋友提出，想找一位女医生给我做乳腺检查的时候，他以一种奇怪的眼神盯着我："大学外语系毕业的你，竟然还这么保守？"他告诉我，在他们医院，外科女医生比动物园里的大熊猫还稀罕。朋友带着我去找了一位博士毕业，曾经当过一段时间外科医生，之后转行研究肿瘤内科的女教授。女教授非常认真、细致地问诊，体检，阅钼靶片和超声检查结果，然后神情严肃地告诉我："你的右乳外上象限的确有一个2.0cm×1.8cm左右的肿块。"对于乳腺肿块，我的第一反应就是：良性还是恶性？超声检查结果显示"血流丰富，边界欠清"、钼靶片上的强光点和结论中的"右乳Ca待排"更是令我无比的恐慌。女教授没有明确告诉我究竟是不是乳腺癌，她说："不管是良性的，还是恶性的，40岁以上的女人对于乳腺肿块不能等待，不能观望，手术切除是唯一正确的选择！"

我感觉生命受到了威胁，就把先前的保守观念抛到了九霄云外。那天我很幸运地遇到了陈益定医生，他的一句"99.9%是良性的。"真的让我有劫后余生之感！

第二天下午，陈医生在局麻下为我做了乳腺肿块切除术，手术时间只有短短的二十分钟，手术过程中没有丝毫疼痛和不适。陈医生把椭圆形的乳腺肿块完整地切除下来之后，让我仔细地看过，他说："包膜完整，质地柔软，肯定是良性的。等肿块送病理科做切片检查之后确认是良性的，你就可以完全放心啦。因为病理诊断才是肿瘤诊断的"金标准"，才能证实100%是良性肿瘤。"

术后，我恢复得很好。手术后的第二天我就能轻松自如地抬起右臂，在黑板上写板书了。十天以后病理切片报告出来，证实是乳腺增生。手术后的瘢痕几乎看不出来，我依然拥有美丽和自信。我不禁感叹，一个乳腺外科医生天衣无缝般的手术技巧能让患者受益终生！

陈医生自信的诊断和果断的临床决策给我留下了非常深刻的印象。我曾经好奇地问，他的一双神手是如何练就的？答案就是——Practice makes perfect（熟能生巧）。一位有着多年临床实践积累，而且善于不断总结经验的乳腺外科医生是值得信赖的！

我很幸运，遇到了陈益定这么一位好医生，因为诊断明确，治疗及时，我内心的恐慌立刻消除，我的丈夫能继续安心地在国外进修学习，备战高考的女儿也丝毫未受到影响。在中国，女性乳腺癌最高发的年龄段是40～45岁，对职业女性来说，这个年纪正是发展事业的黄金时期，在家庭中也担负着照顾老人与教育孩子的重任。一位好的医生，不仅拯救了患者的乳房，而且造福了一个家庭。

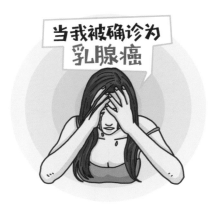

2　当我被确诊为乳腺癌

有次我在洗澡的时候，无意间摸到自己右乳上有一个肿块，我立刻就不淡定了。我本能地打开电脑，搜索"乳房肿块"，屏幕上出现了数不清的条目，唯有"乳腺癌"这三个字最触目惊心。那天晚上，我做了无数噩梦，梦见我的一侧乳房被切除了。当我从噩梦中惊醒以后，就再也睡不着了。

第二天一大早，在同事的指点下，我来到了一所医学院的附属医院。同事告诉我，第一次就诊挂个普通门诊就可以了，在这家大型综合性三甲医院，乳腺专科坐诊的都是经过严格专业训练的医学博士，每天接触的都是各种各样的乳腺疾病，临床经验都很丰富。对于乳腺肿瘤，医生要甄别其是良性还是恶性，这对后续的治疗至关重要，因此第一次就诊主要就是做各种检查。

看到坐诊的是一位30多岁的男医生，我的心里就斗争了一番，要不要去看呢？朋友一眼洞察了我的心思，她说，在医生的眼里，你的乳房只是你身体上的一个器官，就像机器上的一个零件，出了问题就需要修理或者替换。打消了顾虑，我平静地坐到了医生的面前。

接诊的医生给人可以信赖的感觉，他解释说，乳腺疾病对女性的婚育、哺乳都可能产生影响。医生在给患者看病时首先要做的是问诊，患者要如实地回答医生提出的问题，这样才有助于医生准确地判断疾病。问诊的内容主要有"初潮年龄""月经状况（末次月经是什么时候，周期是多少天，经量多不多等等）""生育和哺乳的经历""家族中是否有乳腺癌患者""以前生过什么病，用过什么药，是否有药物过敏"。问诊的目的，是让医生对患者的健康状况和生活习惯有个初步的了解，以此来判断患者是否属于乳腺癌易感人群。然后，医生问我："你这次来就诊，是因为乳房有什么异常吗？"当得知我右乳有肿块时，医生深入追问："左乳还是右乳？内上象限还是外上象限？如果把乳房比作一个圆形的钟，大约是在几点钟的位置？是否有疼痛的感觉？""是从什么时候开始注意到的？"等等。除此以外，医生还问到了是否有口服避孕药、是否正在接受雌激素治疗以及是否曾经接受过丰胸手术等。

　　问诊结束，医生示意我躺到检查台上接受检查。医生为了缓解我的紧张情绪，就跟我解释乳腺外科的临床检查是诊断乳腺疾病所必需的，是视诊和触诊相结合的检查方式，就跟我平时在家里对着镜子看，或在洗澡的时候抹上沐浴露触摸乳房是一样的。视诊主要是观察乳房的形状、左右乳房是否对称、乳房的皮肤有没有牵拉或者凹陷、乳房皮肤有没有变得像橘皮一样或者长湿疹等。医生的触诊是那种轻柔的、地毯式的搜索、探查，完全没有我想象中的不适与尴尬。当医生摸到了肿块的时候，他就开始了对这个区域的重点检查。医生一边触摸一边问我是否有疼痛的感觉，医生的手指在肿块周围滑动，然后检查乳头，问我是否有乳房溢液，我回答偶尔会有一点点，颜色像乳汁那样，没有血性溢液。最后医生检查了腋下淋巴结和锁骨上淋巴结。

　　接着，医生在电脑上开检查单。每年单位的例行体检我都会做乳腺B超，但是钼靶X线摄影检查还从来没有做过。医生说，四十岁左右对中国女性来说是个特别要重视乳腺健康的年龄段，所以需要做的检查最好都做一下吧。

　　当我做完B超检查的时候，看到结论中"形状欠规则、边界欠清、强回声"等字样的时候，心中掠过了一丝不祥的预兆。等钼靶检查报告和B超报告都拿到的时候已经是下午了，我赶紧掏出医保卡，在医院的自助挂号机上查询乳腺专家门诊的排班表，很幸运地挂到了两天以后的专家号。

　　当我走进乳腺外科专家门诊的时候，心里已经做了最坏的打算。感谢初诊的医生在我的病历资料上做了非常详细的记录，因此复诊的医生就不用再进行重复问诊和临床检查。专家看了电脑里的记录，仔细地看了钼靶 X 线片和 B 超报告，马上就建议我做一个乳腺穿刺病理学检查，明确肿块的性质。这项检查在门诊就可以做，医生在 B 超的引导下确定病变的位置，用装有针头的吸取装置采集病变组织，一周后就可以得到病理检查结果。

　　在等待病理诊断结果的一周里，患过乳腺癌的同事跟我分享了她的治疗经历，同事的热心帮助以及她积极的生活态度给了我很大的鼓励。一周以后拿到了病理报告，我平静地接受了这个现实。幸运的是，我的乳腺癌发现得还比较早，不需要做腋窝淋巴结清扫，还可以做保乳房手术，术后的化疗也没有太大的副反应。如今的我，依然有着一头乌黑秀丽的头发，乳房上只有极其细微的瘢痕，我还是一如既往的美丽自信，活跃在自己热爱的工作岗位上。

　　之所以把我的经历分享给大家，是想让更多的女性朋友了解乳腺癌。虽然这些年乳腺癌发病率不断上升，周围很多女性朋友不幸罹患乳腺癌，但其实这是一种完全可以治愈的恶性肿瘤，只要平时注意观察自己乳房的变化，有病及时就医，充分相信医生，并积极配合治疗，美好的生活依然可以继续。

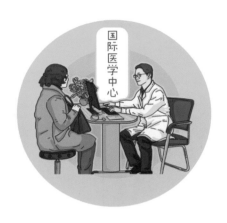

3　国际医学中心就医初体验

我在美国做陪读母亲期间，曾经体验过俄亥俄州立大学附属医院的医疗服务。女儿的留学生医疗保险中覆盖一年两次的免费洗牙、宫颈癌疫苗注射以及常规的体格检查等项目。每一次去医院，我们都会按照邮件里预约的时间，准时到达医院。而到达医院后，就会有医生准时接待我们，无需等候。这里的诊室很洁净，私密性也很好，医生和护士专业、细致的服务给我留下了非常深刻的印象。目前国内大型三甲医院的医疗设备和技术水平其实跟美国差距不大，而且国内医生接诊的病患数量远远超过美国医生，所以国内医生的临床经验更丰富。然而，国内医院拥挤、嘈杂的环境，长时间的排队等候，总是让人望而却步。因此，当我在网上看到了浙江大学医学院附属第二医院（浙医二院）国际医学中心的介绍时，立刻就想去尝试、体验一下。

在手机上下载一个医院的应用软件，找到我需要就诊的科室和医生，很快就显示"预约成功"，就诊时间精确到几点几分。我整理了一下最近单位体检的结果，以及近几年做过的乳腺B超检查报告单，按照时间顺序排列整齐，装在一个文件夹里。

我一直对自己的健康管理很重视，深谙"防患于未然"的道理，坚持每天适量运动，均衡饮食，一般中年人常有的"三高"至今与我无缘，各项指标基本都保持正常。我唯一担心的身体问题就是乳腺健康，因为我的外婆是在52岁那年因为乳腺癌而去世的。我有乳腺癌家族遗传基因，在十年前就曾被误诊为乳腺癌而虚惊一场。每年体检报告单上"乳腺增生、乳腺结节"之类的结论一直都有，所以我把乳腺检查列为健康管理的重点。

一到浙医二院国际医学中心，就仿佛切换到了美国的就诊模式。一进门诊大厅，导医小姐立刻上来迎候，她指导我在自动取号机上刷医保卡。然后导医小姐带我到了乳腺外科所在的楼层。这里候诊区域布置得非常温馨，护士让我安静地休息片刻后再测量血压。我坐在候诊椅上随手翻阅着护士递给我的健康手册，了解有关乳腺癌的预防、筛查和治疗的信息。这时，我不由得想起了我的外婆。

四十多年前，人们对乳腺癌这一疾病知之甚少，加上外婆受教育程度不高，当她发现乳房上长了肿块，就每天将配来的草药捣成糊状，敷在乳房上，总以为肿块会慢慢消退。然而没过几个月，肿块破溃化脓，散发出阵阵恶臭，而且乳腺癌出现骨转移，使外婆全身疼痛，不久就撒手人寰。每次想起外婆临终时痛苦的表情，我总是难以抑制悲伤的眼泪。外婆是个讲究精致生活的女人，在物质匮乏的20世纪70年代，她能把普通的家常菜做得有滋有味，把家里收拾得一尘不染。外婆辛辛苦苦做了一辈子工厂女工，退休以后本该享受天伦之乐，却因为未得到有效救治，被乳腺癌夺去了生命。

当我还沉浸在对外婆的思念中时，护士来给我测了血压，随后将我带到了医生的诊室。因为国际医学中心采用预约制，进入诊室后不会再随时有别的患者或者家属推门而入，让人很有安全感。这里每个医生一个半天最多接待十位患者，所以患者有充裕的时间跟医生进行交流。我的病历资料整理得很齐全，医生仔细看了我近几年的乳腺B超报告和每两年检查一次的乳腺钼靶X线摄片。最近的B超报告显示，我的左乳10点钟部位有一个0.6cm×0.8cm的结节。我跟医生说，我有乳腺癌家族史，一直都有乳腺增生，每个月月经即将来临的那段时间，乳房就会有隐约的胀痛，但不是很明显。这次我之所以选择这个时间来做检查，是因为月经已经干净三天了，是最适合做乳腺检查的时机。我最近有更年期的症状，咨询了妇科专家之后，决定采用激素替代治疗来缓解更年期症状，但我又担心接受外源性的雌激素治疗后，左乳上的结节会发生癌变。当医生示意我躺到检查台上接受检查的时候，我发现检查台上的床单是一次性无纺布的。我有一些洁癖，平时最害怕躺在医院的床上做检查，而这种一次性的床单让我非常放心。医生检查得很仔细，他问我："最近出现过乳房溢液吗？"我想起来了，好像是在六年前我曾经有过一次乳房溢液，当时很紧张，去医院做了涂片病理检查，还抽血化验了泌乳素等指标，证实是生理性的溢液，没有关系。那次经历我自己都差点忘了，医生竟然还提到这个，这真的让我感到特别放心。医生说，因为我的病历资料比较齐全，很方便医生分析、判断病情，这样就能最大限度地避免漏诊或误诊。检查完了，他告诉我："没有问题，一年随访一次就可以了，如果不放心，半年之后可以去做个乳腺B超复查一下。"说到乳腺癌家族遗传这个话题，医生说，国内的女性还不可能像美国影星安吉丽娜·茱莉那样选择做预防性的乳腺切除，但是只要重视自己的健康，做到每月自查，每年到专科医生这里做检查，完全可以在非常早期的时候发现乳腺癌。有了钼靶筛查这个利器，很多零期乳腺癌都能被检测出来。零期乳腺癌只需要手术切除病变部位，术后无需化疗，几乎跟良性肿瘤的治疗是一样的，对患者的生活质量没有丝毫影响。

我迈着轻松的步伐走出诊室，这次的就诊体验实在太好了！50～55岁是中国女性的乳腺癌高发期，在这段人生的多事之秋，我会更加重视乳腺健康。中年女性是家庭生活中不可缺少的顶梁柱，拥有健康的身体，既是对自己负责，也是对家人负责。我庆幸自己生活在医学发展日新月异的时代，有条件享受优质的医疗服务。现在，我期盼着当我教书育人的岗位上退下来后，能够做一个身体健康、心态年轻的外婆，有足够的精力潜心培养下一代，让学有所成的女儿在自己热爱的工作岗位上全身心投入。

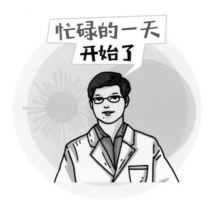

4 乳腺外科医生忙碌的一天

与陈医生的相识，源于我母亲的一次住院经历。我母亲当时被疑诊为乳腺癌，准备住院接受手术治疗，是陈医生的一双"神手"纠正了先前外院医生的错误诊断，他精湛的手术让我的母亲依然拥有完整、健康的乳房。带着对这双"神手"的景仰与感激，我走进了陈医生工作的病区。

清晨，在医院病房，穿上白大衣的陈医生开始了他忙碌的一天。

在一大群医生和护士中间，我一眼就能认出哪位是陈医生。陈医生似乎天生就是要做外科医生的，大学时代，他是个优秀的医学生，解剖学和病理学总是考到满分，对人体结构是庖丁解牛般的熟稔于心。博士毕业后，陈医生赴美从事乳腺外科的博士后研究。扎实的理论基础，加上多年的临床实践和开阔的学术视野，以及他对患者亲切的态度，在患者眼中，陈医生自有一种玉树临风的气质。

早上7:30，值班护士和医生开始交班，各自从护理和医疗角度把前一天新入院的患者、出院患者以及重点患者的情况向大家一一汇报，大家静静地听着。接着，在护士们兵分几路，分别为患者抽血、注射、输液等的时候，医生们则在陈医生的带领下开始查房。陈医生会逐个询问患者的情况，对患者病情的变化明察秋毫，发现问题并及时处理。哪位患者要完善检查了，哪位患者排除手术禁忌了，哪位患者可以出院了……在他头脑里一清二楚。在他看来，每天进行认真细致的查房，既是对患者的责任，也是对下级医生的教学和指导。每天上午9点以前，陈医生必定是在病房同患者一起度过的，他总是耐心地聆听患者的诉说，包括患者身体上的病痛和心理上的伤痛。大多数乳腺癌患者发现肿块时已是中晚期，需要切除患侧乳房及腋下淋巴结，而身体的残缺，造成了心灵的创伤。"有时去治愈，常常去帮助，总是去安慰。"陈医生始终牢记这句美国医生特鲁多的名言。每天，他都要详细地询问患者有关身体健康和疾病的一切信息，比如手术后的创口是否疼痛，引流是否通畅，化疗患者是否有呕吐、腹泻或便秘等症状。每天，他都不厌其烦地施展他的"视诊和触诊"相结合的查体本领——从肿块的大小、质地及活动度就能大致判断出肿块是良性还是恶性的。陈医生不仅诊断准确率高，而且非常注重与患者的沟通和交流。他的一举手一投足，一抹明朗的微笑，一句亲切的问候，都能给肿瘤患者极大的安慰。

如果当天没有专家门诊，查房结束了陈医生就会去手术室做手术，从最普通的乳腺纤维腺瘤切除术，到乳腺癌改良根治术和乳腺癌保乳房手术。手术一台接一台，常常是午餐时间过了，他依然在手术台上忙碌。他尽心做好每台手术，关心每位患者术后的恢复情况，倾注心血于乳腺癌患者的规范化治疗和总体治疗效果的提高上。他不断创新手术方式，率先在省内开展了钼靶定位下的乳腺微小钙化灶的准确切除术，倾向于对年轻乳腺癌患者做保乳房手术，提高患者术后的生活质量。

在门诊，陈医生总是耐心回答患者提出的各种问题，从超声、钼靶等影像学检查，到外科手术术式、放疗、化疗、内分泌治疗、分子靶向治疗，他都如数家珍，娓娓道来。在门诊中，他发现很多乳腺增生症患者有恐癌心理，他就带领他的研究生与美国哈佛大学合作，针对一些高危人群，开展了早期乳腺癌的综合筛查。他们采用详细的问卷调查、体检、超声、钼靶等方法，并结合BRCA-1和BRCA-2基因检测，建立基于流行病学和基因检测方法的罹患乳腺癌的预测模型，重点关注高风险人群，做到防癌于未然。

下午，他继续在手术室、病房或办公室工作。

工作是平凡的、平淡的，又是辛苦的、责任重大的和人命关天的。就这样日复一日，年复一年。在不断响起的电话铃声里，在手指敲击电脑键盘的回响声中，在指导下级医生开医嘱、开检查单、开化验单，完成病程记录、出院小结、入院病历的书写中，时光流逝着。当然，这些事情常常不能一气呵成，有可能被各种各样的事情打断，诸如观察病情、接诊患者、家属咨询、去其他科室会诊、抢救急诊患者等。还有各种各样的会议，比如三甲复评动员会、创新团队答辩会、医疗事故鉴定会、死亡病例讨论会等。

我曾经问他："您当年考研究生的时候，为什么选择了肿瘤外科？每天面对癌症患者，您是否经常处于压抑状态？"他说，他早已习惯了这样的氛围。不仅如此，他还习惯了面对死亡，懂得了淡泊，知道了健康才是人生最大的幸福的道理，并为自己有一个良好的身体状态而感到庆幸。

他常常说，他得感谢患者，治愈患者的疾病，让他每天有发自内心的成就感、满足感。多年的临床实践的磨炼，使他的医术越来越精湛，能挽留、延长患者的生命，这让他充满了自豪。

时间，在陈医生敲击键盘的指尖、在手术刀下流动，流过白昼。

在暮色中，陈医生脱下白大衣，摘下眼镜，揉揉疲惫的双眼，随人群挤进下楼的电梯。晚上的时间是同样宝贵的，他还要去实验室继续他的乳腺癌发病机制和耐药性的课题研究，要撰写论文、审校文章、准备讲学、申请课题，还要处理一系列的会务事宜，可谓分身乏术，一直要忙碌到深夜。陈医生带领他的团队完成了以临床科研为基础的电子病历系统、临床数据分析系统和随访系统的开发，不仅大大提高了医疗工作效率，也为开展临床科研提供了极大的方便。他一边整理这些病例数据，一边思索着研究的切入点。陈医生的研究论文发表在诸如 *Clinical Cancer Research*、*Clinical Oncology*、*Proteomics* 这样高质量的期刊上。他的下一个目标是做一些创新性的研究，希望将研究论文发表在 *The Lancet* 这样的顶级医学期刊上。

午夜，在窗外铺展。他的思绪，在午夜铺展。

这样的一天，旁人会觉得太忙、太累，但陈医生却乐在其中，他说："这是我的兴趣所在"。他很庆幸当年考研选择了肿瘤学，因为肿瘤学领域总是有那么多的难题等待他去解决，这是多么富有挑战性的学科啊！正是对自己事业的热爱，让他对这样平凡而简单、忙碌而充实的生活乐此不疲。

陈医生就是这样一位为了呵护患者的健康而辛勤工作着的白衣天使，正是因为有了这样的白衣天使，我们不再恐惧癌症。

参考文献

［1］ Dixon J M. 乳腺外科学［M］. 任国胜，厉红元，译. 5版. 北京：北京大学医学出版社，2016.

［2］ 邵志敏，沈镇宙，徐兵河. 乳腺肿瘤学［M］. 上海：复旦大学出版社，2013.

［3］ Mansel R E, Webster D J T, Sweetland H M. 乳腺良性病变与疾病［M］. 郑新宇，译. 沈阳：辽宁科学技术出版社，2013.

［4］ Harris J R, Lippman M E, Morrow M. 乳腺病学［M］. 王永胜，吴昊，于金明，等，译. 4版. 济南：山东科学技术出版社，2012.

［5］ Hansen N M. Management of the patient at high risk for breast cancer［M］. New York : Springer, 2013.

［6］ 林恩·哈特曼，查尔斯·洛普利. 梅奥拯救乳房全书［M］. 沈松杰，王昕，译. 北京：北京科学技术出版社，2016.

［7］ Silva O E, Zurrida S, Veronesi U. 乳腺癌实用指南［M］. 吴世凯，江泽飞，译. 3版. 北京：人民军医出版社，2013.

［8］ 中国抗癌协会乳腺癌专业委员会. 中国抗癌协会乳腺癌诊治指南与规范(2017年版)［J］. 中国癌症杂志，2017，27（9）：695-760.

后　记

当我在电脑键盘上敲下本书的最后一段文字的时候，我的思绪不由自主地又回到了十年前……

那年我41岁，一纸"右乳Ca待查"的诊断书让我原本平静的生活骤然起了波澜。幸运的是，我遇到了陈益定医生，他准确的诊断和精湛的手术让我逃过了这次劫难。那段时间，我的丈夫去国外做访问学者，女儿正在备战高考。四十多岁的女性既是职场的中坚力量，又是家庭生活中的顶梁柱。我的女儿常常说："妈妈撑起的不仅仅是半边天，而是整个天空！"身为妻子和母亲，女人的健康是一个家庭莫大的财富！

之后，每当我周围的好朋友也跟我一样出现乳房肿块的时候，我总是推荐她们去找陈医生来明确诊断。陈医生总是很忙，每周四下午是他的名医门诊，他常常不得不工作到很晚才回家。在陪好友等待就诊的过程中，我发现有很多女性对乳腺疾病缺乏足够的了解，陈医生总是不厌其烦地跟患者一遍又一遍地解释疾病知识。于是，我向陈医生建议："以后您坐名医门诊的时候，可以给每位就诊的患者发一本乳腺疾病科普书，书中用通俗易懂的文字和形象的图片，把医学知识像讲故事一般娓娓道来，等候就诊的患者读了此书就不会那么焦虑了，轮到她们就诊的时候，她们跟医生的沟通也会变得更顺畅，这样就可以大大提高您门诊工作的效率。"

陈医生一直很重视科普宣传工作，他在科室里定期组织面向乳腺癌患者的健康教育讲座，还经常去电视台做医学科普的宣传。这十年来，陈医生积累了非常丰富的临床经验和科普宣教的经验，我建议他把这些珍贵的资料编写成书，以帮助更多的女性了解自己的乳房，懂得关爱自己，有了乳腺方面的问题及时就医，这样就能帮助更多女性挽回健康，让更多的家庭幸福美满。

巴西作家保罗·柯艾略说过这样一段话："当你下定决心去完成一件美好的事情的时候，整个世界都会联合起来帮助你。"向着美好的愿望出发，即使天堑，亦为坦途。在这本书的写作过程中，我遇到了很多志同道合的朋友：浙江大学医学院附属妇产科医院乳腺外科的王一刻博士，为我的写作提供了很多素材；毕业于中国美术学院的田震坤硕士，为这本书的每一个章节都配上了精美的插画；浙江大学出版社的编辑们，在书稿的文字规范方面给予了我很多的指导。尤其要感谢浙江大学出版社的金更达社长，在他的引导下，我的眼界大大地开阔了，数字化出版和新媒体的引入，让我的文字更加鲜活起来了。在此，向各位表示最诚挚的感谢！

姚彤华

2018年4月